精神科医が慢性疼痛を診ると

その痛みの謎と治療法に迫る

編集　京都第一赤十字病院精神科(心療内科)部長
名越 泰秀

愛知医科大学医学部学際的痛みセンター 教授(特任)
西原 真理

南山堂

執筆者一覧

尾本篤志	京都第一赤十字病院総合内科部長 京都第一赤十字病院リウマチ膠原病センターセンター員
上野博司	京都府立医科大学附属病院疼痛緩和医療部准教授
西原真理	愛知医科大学医学部学際的痛みセンター教授（特任）
富永敏行	京都府立医科大学大学院医学研究科精神機能病態学准教授
名越泰秀	京都第一赤十字病院精神科（心療内科）部長
清水栄司	千葉大学大学院医学研究院認知行動生理学教授
田口佳代子	千葉大学大学院医学研究院認知行動生理学
沼田法子	千葉大学子どものこころの発達教育研究センター特任助教
近藤真前	名古屋市立大学大学院医学研究科精神・認知・行動医学助教 名古屋市立大学病院いたみセンター副センター長
酒井美枝	名古屋市立大学大学院医学研究科精神・認知・行動医学臨床心理士 名古屋市立大学病院いたみセンター
吉野敦雄	広島大学大学院医系科学科精神神経医科学特任講師
岡本泰昌	広島大学大学院医系科学科精神神経医科学教授
岡田　剛	広島大学大学院医系科学科精神神経医科学講師
山脇成人	広島大学脳・こころ・感性科学研究センター特任教授

（執筆順）

推薦の序

　あって欲しいと思いつつ，ありそうでなかった書籍がようやく出版されたことを嬉しく思う．編集者と各執筆者にお礼申し上げたい．

　慢性疼痛とは，ある程度の期間を超えて持続するか，急性組織損傷の回復後も持続する痛みを指すことが多い．精神科でいう身体症状症や，痛みが著明であるが検査所見などに異常のない線維筋痛症などを含めることもある．

　精神科には身体各科からの診療依頼が多いわりに，精神科医は診療に積極的でなく，明確な治療方針を示してこなかったように思う．痛みが，常に身体病変に注意を払い続ける必要がある，精神科医として治療に慣れた不安や抑うつとは異なる，法的な問題が絡みやすいなどのためであろうか．心理職や心療内科医が慢性疼痛治療に参加することもあるが，心理職では心身が別々に治療対象にされ過ぎているとか，心療内科医では合併する精神症状の理解が精神科医とは異なるなどと，気になる点が多かった．

　このような中，私は精神科医が慢性疼痛を診る時の教科書が欲しいと考えていたが，まさに本書はその救世主である．疼痛に関する精神医学の考え方が紹介され，さらに現場で痛み治療を実践する医師によって，すぐ診療に役立つ知識が具体的に読みやすく書かれている．通読して，私は多くを教えられた．読者は，精神科医にとってややとっつきにくい神経回路や画像所見などは最初跳ばして，まず臨床での診断や対応方法を読んで，それから全体を振り返った方が，本書全体を理解しやすいと思う．

　特に，精神科医が「各専門家からの情報を集約し，今後の治療をリードする」，「他の診療科，地域のプライマリケアといった医療全般へのハブとして機能する」などは痛み医療における精神科医の今後の役割として，大事に育てていって欲しいし，育てていきたいと考える．

　さらに，この本のレベルの知識が，将来，「痛み治療を専門とする精神科医」というサブスペシャルティの医師ではなく，精神科専門医全体に求められるように，執筆した専門家には活動していって欲しいと願う．

2019年5月

北里大学東病院 病院長
北里大学医学部精神科 主任教授

宮岡　等

序

　近年，慢性疼痛の分野は，基礎的研究や脳機能画像研究によって目覚ましい進歩を遂げ，神経障害性疼痛の治療薬の開発や抗うつ薬の疼痛への適応取得といった薬物療法の発展もみられる．また，レディーガガの線維筋痛症のカミングアウトによって，医療者以外の慢性疼痛への関心も高まっており，慢性疼痛は今まさにホットな状況にある．

　慢性疼痛には，心理・社会的な要因の関与が多いことが知られており，精神科医の診療への参加が求められている．また，心理・社会的要因の代表格である身体症状症に対しての薬物療法および認知行動療法（CBT）などの非薬物療法も発展している．

　しかしながら，精神科医は慢性疼痛への知識が十分ではなく，身体症状症を苦手としていることも多い．また，非精神科医も心理・社会的な要因に関して誤解をしていることが少なくない．このため，双方の連携がうまくいかなかったり，治療の混乱がみられることも稀ではないのが現状である．

　このような状況のため，身体症状症をはじめとする慢性疼痛の心理・社会的要因やそれに対する治療に関しての情報発信が必要であるが，これまで，慢性疼痛についての書籍は非精神科医によるものがほとんどであった．そこで，慢性疼痛を専門とする第一線の精神科医による論説を中心とした書籍の出版を思い立つに至った．

　そして，精神科における疼痛の第一人者である愛知医科大学の西原真理先生，身体症状症の病態や精神療法に関する研究をされている京都府立医科大学の富永敏行先生，慢性疼痛に関するCBTの実践や書籍の翻訳をされている千葉大学の清水栄司先生，めまい等の身体症状症に関連した症状へのCBTや慢性疼痛へのアクセプタンス＆コミットメント・セラピー（ACT）を実践されている名古屋市立大学の近藤真前先生，疼痛や身体症状症に関するニューロイメージングの研究をされている広島大学の吉野敦雄先生にご執筆いただいた．私自身も身体症状症の薬物療法の研究を行っている立場から拙文を書かせていただいた．さらに，ペインクリニックの立場や総合内科の立場から京都府立医科大学の上野博司先生および京都第一赤十字病院の尾本篤志先生に精神科との連携に関して論じていただいた．その結果，斬新で内容の濃い他に類を見ぬ書籍になったと自負している．ご多忙な中ご協力いただいた各先生方にお礼を申し上げたい．

　共同編者の西原真理先生には，編集過程において重要な示唆を与えていただいた．また，南山堂の中尾真由美さん，古川晶彦さんには編者の校正作業の遅れにもかかわらず，予定の期日通りの出版にご尽力いただいた．さらに，本書の完成前に転居のため南山堂を退職されたが，私の思いをご理解いただき本書をご企画いただいた本山麻美子さんにも感謝の念を伝えたい．

　本書は，精神科医全般，そして，慢性疼痛に興味がある非精神科医を対象としているが，看護師，心理士，理学療法士，作業療法士など，慢性疼痛にかかわるすべてのメディカルスタッフにも，ぜひお読みいただきたい．

　本書によって慢性疼痛にかかわる医療従事者が増え，診療レベルが向上し，痛みに苦しむ患者さんが一人でも多く救われることを願う．

2019年5月　風薫る京都にて

名越　泰秀

目　次

第1章　慢性疼痛の診療における精神科への期待と連携　　1

A. 総合内科の立場から　　（尾本篤志）　2
1. 痛みに対する診断アプローチ～内科医はどうやって痛みを診断するか～　2
2. 慢性疼痛を理由に総合内科・リウマチ内科を受診するケース　4
3. 慢性疼痛診療において，内科医が精神科医に期待すること　9
4. 臨床医としての反省　11

B. ペインクリニックの立場から　　（上野博司）　13
1. 慢性疼痛とは　13
2. 慢性疼痛とペインクリニック　13
3. ペインクリニックと他科，多職種との連携　15

第2章　精神科における痛みの見立て　　23

A. 疼痛の基礎知識　　（西原真理）　24
1. 精神科医と痛みの関係　24
2. 痛みの biology（痛みの解剖学・生理学）　25
3. 臨床編　30
4. ICD-11による慢性疼痛の診断基準について　34
5. 痛み強度の評価　34
6. 痛みの性質の評価　36
7. 痛みの精神医学　41

B. 身体症状症による疼痛の病態　　（富永敏行）　43
1. 精神科・心療内科で出会う慢性疼痛　43
2. 慢性疼痛や身体症状症の疫学　44
3. 身体症状症の危険要因と予後要因　44
4. 身体症状症による経済的損失　45
5. 身体症状症の歴史　45
6. 身体症状症の診断基準　46
7. 診断基準上の心理的要素の扱い　48
8. 身体症状症と不安症，うつ病　48
9. 身体症状症とうつ病との鑑別　48
10. 精神科からみた痛みの多様性　50
11. 慢性疼痛（特に心理・社会的疼痛）の病態と身体症状症　52
12. 痛みが維持されてしまうメカニズム　54

- 13　身体科医が精神科に紹介するときの対応 ... 55
- 14　精神科治療への導入における精神科医の役割の重要性 ... 56
- 15　精神科における精神療法の原則 ... 57
- 16　精神科医と他診療科の協働的治療 ... 60

第3章　慢性疼痛の精神科での治療の実際　63

A. 薬物療法 ...（名越泰秀）64
- 1　薬物療法を行ううえでの慢性疼痛の分類 ... 64
- 2　神経障害性疼痛および中枢性感作による慢性疼痛への薬物療法 ... 64
- 3　うつ病による疼痛への薬物療法 ... 66
- 4　身体症状症への薬物療法 ... 66
- 5　身体症状症による疼痛への薬物療法 ... 71
- 6　薬物療法のエビデンスからFMの病態を考える ... 74
- 7　慢性疼痛の薬物療法の今後に向けて ... 74

B. 慢性疼痛のCBT（認知行動療法） ...（清水栄司，田口佳代子，沼田法子）77
- 1　認知行動療法（CBT）の概要 ... 77
- 2　慢性疼痛のCBTの12セッション・パッケージの例 ... 87
- 3　慢性疼痛のCBTの改良を目指して ... 91

C. 慢性疼痛のACT（アクセプタンス＆コミットメント・セラピー） ...（近藤真前，酒井美枝）95
- 1　慢性疼痛診療の難しさ ... 95
- 2　医学の世界観：要素還元主義 ... 96
- 3　ACTの世界観：機能的文脈主義 ... 97
- 4　ACTの適用 ... 98
- 5　ACTのトリートメント・プロセス：体験型セラピー ... 99
- 6　ACTのトリートメント・プロセス：創造的絶望と6つのコア・プロセス ... 100
- 7　慢性疼痛ACTのエビデンス ... 105
- 8　慢性疼痛に対するグループACT "のびやかプログラム" ... 107
- 9　慢性疼痛に対する個人ACT ... 110
- 10　おわりに ... 113

第4章　身体症状症の脳科学の発展　115

身体症状症のニューロイメージング ...（吉野敦雄，岡本泰昌，岡田剛，山脇成人）116
- 1　身体症状症による疼痛に関する脳画像研究 ... 116
- 2　身体症状症の神経科学的メカニズムについて ... 126
- 3　脳画像で痛みの評価・治療は可能か？ ... 128

索　引 ... 135

第1章

慢性疼痛の診療における精神科への期待と連携

A. 総合内科の立場から

1 痛みに対する診断アプローチ 〜内科医はどうやって痛みを診断するか〜

　疼痛は，疾患の一般的な初発症状として出現し，患者が病院を受診する最も頻度の高い症状の一つである．そもそも疼痛知覚システムは，生体の防御，恒常性を維持するためにあり，それを利用することで，生体内の組織傷害を検出し，部位を特定することができる．このシステムが破綻すると，生命維持に困難が生じるため，疼痛が非常に重要なサインであることは自明である[1]．この節では，われわれ総合内科およびリウマチ内科医が，疼痛患者の診療にあたる際に，どのようなアプローチをしているのかを説明していく．

　われわれ臨床医が，医療機関で患者を診察する際に，最初に行うのが問診（病歴聴取）と身体診察であり，そこから得られた情報を基にデータを解析し，患者の問題点を最も的確に表す仮説を立てる．その上で，その仮説を支持もしくは否定するようなデータが得られる諸検査を計画，実行し，確定診断に近づけていくわけである[2]．また，われわれにとって診断を行うことが重要であることは疑いようがないが，最も大事なことは，患者のアウトカムを最善にすることである．つまり，診断をつけて完結するのではなく，患者が最も苦痛に感じていることから解放させることが必要になる．

　痛みは，その障害の部位を表す有用な愁訴であり，そこからの診断アプローチはシンプルに行えることが多い．疼痛のある部位を中心に疾患を想起し，疼痛のパターンによって，仮説を形成していく．その中で，いわゆる疼痛の原因特定で重要とされるものがOPQRSTを用いた問診である．

　Onset（どのように発症したか），Palliative/Provocative（寛解や増悪があるのか），Quality/Quantity（症候の性状やひどさ），Region/Radiation（症候の場所や放散の有無），Severity/Associated symptom（程度や随伴症状），およびTime course（時間経過）．

　その中で，われわれが仮説形成で優先的に考慮すべき疾患は"3C"で例えられる．critical（致命的疾患），common（頻度の高い疾患），curable（治療により予後が大きく変わる疾患）の3パターンである．

　例えば，急性の頭痛であれば，criticalな疾患としてクモ膜下出血，脳出血，細菌性髄膜炎があり，commonな疾患としては片頭痛，筋緊張性頭痛，感冒による頭痛があげられ，その他curableな疾患として，睡眠時無呼吸症候群，緑内障発作，側頭動脈炎があげられる．発症が突然で，人生最大の疼痛であればクモ膜下出血が疑わしく，前かがみになると悪化し，頬部の叩打痛があれば急性副鼻腔炎が疑われる．随伴症状で視力

表 1-1　臨床でみられる認知バイアス

Anchoring：はじめにこれと思った診断にとらわれてそれに固執してしまう
Availability bias：思い浮かびやすい鑑別に飛びついてしまう
Confirmation：仮説診断を支持する根拠を探す反面，反証には目をつぶる
Overconfidence：仮説診断を過剰に信頼する（上級医の診断など）
Premature closure：診断確定の前段階で結論づけてしまう
Representativeness：仮説診断の時点でその典型像を当てはめて考えようとする
Attribution bias：原因をもともとの属性のせいにしてしまう
Emotional bias：感情やストレスによって病歴や検査を制限したり，過大評価したりする

障害があれば緑内障発作が疑われ，長時間持続し，微熱や体重減少があれば，側頭動脈炎が疑われる．

このようなアルゴリズムで仮説形成を行い，それを証明するために検査を進めていく．

重篤な疾患を除外するためには，診断感度の高い診察/検査を行うのが有用で，頻度の高い疾患を診断するためには，特異度の高い診察/検査を行うのが常である．仮説形成の時点で，これまでの知見や自身の経験則から，いわゆる検査前確率を想定し，そこから確定診断に近づけるべく追加検査を行い，検査後確率を求め，そのうえで診断を下す．検査後確率が100％になることはまずなく，100％に近ければ，より確定診断とみなすのが常である．

とにかく検査を網羅的に行えば確定診断に近づくというのは誤りである．それは，網羅的に行った検査で得られた異常所見に対して，現在の症状と結び付けようとしてしまったり，偽陰性のために原因疾患を鑑別から不必要に除外してしまうおそれがあるからである．

また，痛みという症状は，本人の訴える内容以外には客観的にわれわれが認識できる方法がないため，情報を処理する能力によって，診断までの道のりに差が出る．その際に大きな障壁となるのが，認知バイアスである[3]（表1-1）．このバイアスを回避するため，反省思考（reflection：自分のした言動，行動を客観的に振り返る）やメタ認知（metacognition：自己の認知活動を客観的にとらえ，評価したうえで制御する），認知強化理論（cognitive forcing theory：特定の臨床状況における予測可能なバイアスを避けるための包括的具体的な方略を獲得する），チェックリストなどの方法をとることが有用とされているが，最も必要なことは，丁寧な病歴聴取である．

痛みは，発生部位，原因，経過によってそれぞれ分類する必要がある．そのほうが診断に都合がよいからである．発生部位による分類では，体性痛，内臓痛，関連痛があり，理学所見と本人の訴えから想起する．原因による分類では，侵害受容性，神経障害性，心理・社会的疼痛に分けられ，経過では急性痛と慢性疼痛に分けられる．

ほとんどの痛みは急性痛であり，われわれが最初に診察する際には急性疼痛の臨床推論を行い，診断，および治療を行っていく．われわれの守備範囲としては器質性疾患が中心となる．

急性痛は侵害受容性疼痛と，一部の神経障害性疼痛が該当する．慢性疼痛は神経障害性疼痛と心理・社会的疼痛が中心であるが，侵害受容性疼痛がトリガーとなることもあるとされる．

2 慢性疼痛を理由に総合内科・リウマチ内科を受診するケース

急性痛のうちの一部は，何らかの原因で慢性化していく．慢性疼痛は，急性疾患の通常の経過あるいは創傷の治癒に要する妥当な時間を越えて持続する痛み（3ヵ月以上）とされる．その要因としては，器質的要因，心理・社会的要因，精神医学的要因があげられるが，後者2つと断定するには，前者の除外がどうしても必要となり，それを内科医や整形外科医が担っている部分がある．しかし，器質的要因の存在を見つけることはできても，存在を完全に否定するのは難しい部分がある（いわゆる"悪魔の証明"にあたる）．

日本では，各専門医への受診アクセスが諸外国に比べて比較的容易であり，疼痛部位に応じて，各専門領域の医師の受診を希望されることが多い．頭痛なら神経内科，腰痛なら整形外科，多発関節痛ならリウマチ内科，腹痛なら消化器内科といった風にである．そこで明確な器質的要因が見つからなかった場合には，1つの診療科で診療を継続していくのはしばしば困難となる．患者の抱える慢性疼痛の背景因子を多方面から検討していく必要があり，多くの専門科や他職種の協力が必要となる．そのうえで，総合内科の役割として必要となってくるのが，身体的要因の正確な評価と，非常にまれかつ診断が困難なために，見落とされてしまう疾患のスクリーニングである．

一方，慢性疼痛の構成要素として，器質的要因よりも神経系の中枢性感作や認知などの非器質的要因が大きく関わっている．つまり，器質的要因である損傷が改善しているにもかかわらず発せられている，不要な警告なのである．これらのさまざまな要因が病態を非常に複雑にしている．例えば，慢性炎症による疼痛をきたす代表的な疾患の関節リウマチ rheumatoid arthritis（RA）に対して，原疾患の治療を行い，RA自体の疾患活動性は抑制できたとしても，すでに痛みが慢性化したことによる不安，破局的思考，廃用などの関与から，疼痛が残存することがある．得てしてリウマチ専門医でも，そのような痛みの病態を十分理解せずに，リウマチの治療をやみくもに強化して「リウマチは良くなっているから，今の痛みに関してはここでは良くすることができません」と突き放してしまうケースも少なくない．

a. 一次性慢性疼痛

他の慢性疼痛で説明できない病態の痛みであり，頻度が最も高いものとして，線維筋痛症 fibromyalgia（FM），過敏性腸症候群 irritable bowel syndrome（IBS）がある．器質的要因を含まない非特異的腰痛も一次性に含まれる．

表 1-2 各種リウマチ性疾患の線維筋痛症併存頻度

RA（関節リウマチ）	6.6
SLE（全身性エリテマトーデス）	13.4
強直性脊椎炎（脊椎関節炎）	12.6
OA（変形性関節症）	10.1
ベーチェット病	5.7
シェーグレン症候群	12.0
血管炎症候群	25.0

① FM

　身体の広範な部位の筋骨格系における慢性の疼痛とこわばりを主症状とし，解剖学的に明確な部位に圧痛を認める以外，他覚的ならびに一般的臨床検査所見に異常がなく，治療抵抗性であり，疲労感，睡眠障害や抑うつ気分など多彩な身体および精神・神経症状を伴い，中年以降の女性に好発する原因不明のリウマチ性疾患である[4]．FM の疼痛は部位の特定されない神経障害性ないし中枢性疼痛とされており，いわゆる疼痛の中枢性感作が成立する，中枢性感作症候群 central sensitization syndrome (CSS) の一つである．最近の病因，病態の解明により，中枢神経におけるミクログリアの局所への集積と活性化が疼痛や慢性疲労と密接に関連してみられ，大脳辺縁系を中心とした脳内神経炎症 neuroinflammation によるものの可能性が示唆されている．

　有病率は米国の一般人口の 2% を占めるとされ，わが国の有病率も 1.7% 程度と推察されている．都市部に多く，8 割が女性で，40〜50 歳代の発症が多い[5]．患者層は RA と非常に類似しているが，頻度は RA の約 2〜3 倍と非常に多い．実際に，アメリカのリウマチ外来の 20% は FM の患者である．最近になってようやく医療従事者や一般にも認知されるようになった疾患であるが，これだけの患者がいると推定されているにもかかわらず，専門に診療を行っている施設はわが国では非常に数少なく，患者にかなりの苦痛を強いている．

　FM は既存のリウマチ性疾患をはじめ，各種疾患としばしば併存する．わが国では 25% が続発性であり，疾患としては，RA，変形性関節症 osteoarthritis (OA)，筋筋膜性腰痛症，頸肩腕症候群などの整形外科的疾患とともに，全身性エリテマトーデス systemic lupus erythematosus (SLE)，強直性脊椎炎（脊椎関節炎），シェーグレン症候群，甲状腺機能低下症などがある[6]（**表 1-2**）．FM の中心症状は全身の広範な慢性疼痛と解剖学的に明確な部位の圧痛である．疼痛は体軸に集中する傾向があり，びまん性のこわばりをしばしば伴い，朝に悪化するなど RA に類似する．併存疾患のある場合は，その疾患の活動性と疼痛は関連することが多い．

　運動器以外の症状として，疲労，倦怠感，微熱，浮遊感，各種臓器症状，神経症状には頭痛・頭重感，四肢の感覚障害，振戦，眩暈，失算，失書などの認知症状に加え，精神症状として睡眠障害，抑うつ，不安感，焦燥感，集中力低下などがある．

FM治療管理のアルゴリズムにおいて，個別化治療の実践があげられ，そこには疼痛関連抑うつ，不安，破局的思考，明白な受動的・能動的コーピングに対して，精神・心理療法（認知行動療法，薬物療法）が示されている[7]．

　わが国のガイドラインにおいても，認知行動療法cognitive behavioral therapy（CBT）は強く推奨されており，リウマチ内科医のみでの治療管理には限界があると考えられる．

② IBS

　腹部の痛みと，およびそれに関連する下痢や便秘などの便通異常を主な症状とする症候群である．通常の臨床検査で器質的所見が検出されないのが特徴で，原因は解明されていないが，頻度は約11％と非常に高い．当疾患は不安や抑うつ症状を呈することが多いが，うつと不安症がIBSの発症危険因子となり，また，消化管機能異常がうつや不安症の発症のリスクを高める[8]．腹部症状への不安が強まると，社会的な活動を回避したり，制限するようになる．そのことでストレス耐性の減少，疼痛感覚の過敏性増加をきたす悪循環となり，いわゆる恐怖回避モデルと呼ばれる破局化サイクルを形成する．これはパニック障害のそれと類似する．また，消化管刺激に対する中枢反応の増強がみられ，ストレス応答を支配する扁桃体，前帯状回，島の過活動がみられる．このような脳と消化管の機能的な関連を脳腸相関と呼んでおり，IBSの病態生理の重要な部分を占めている[9]．

　当疾患は圧倒的に内科領域で管理することが多い．最近はガイドラインの作成や，新規薬剤の発売などにより，以前よりは治療しやすくなったものの，やはり難治性の患者は存在し，心理面へのアプローチも重要となってくる．

b. 癌性慢性疼痛

　癌性慢性疼痛に対しては，緩和ケア領域の発展により，すでにチーム医療として確立しており，総合内科にコンサルテーションが来ることは少ない．癌患者の慢性疼痛の原因は，癌の神経への直接作用によるもの（侵害受容性疼痛，神経への圧迫や浸潤による神経障害性疼痛）と，治療に伴うもの（術後痛，化学療法による副作用，放射線治療によるもの）がある．

c. 術後痛，外傷後痛

　手術の侵襲度，原因を問わず，術後も慢性疼痛が20％以上存在すると報告されており，これらの原因として，神経損傷と関連しないものも多いとされている[10]．「疼痛を改善するために手術をしたのに，痛みがまったく良くならない．主治医に訴えても，手術はうまくいったので問題ないとしか説明してくれない．他の原因があるのではないか」と訴えて内科を受診するケースがあり，その際に，こういった疾患概念があることをしっかりと患者にわかってもらう必要がある．また，発症要因として不安，抑うつ，痛みに対する破局的思考などの心理・社会的要因も影響する[11]．

d. 慢性神経障害性疼痛

「体性感覚神経系の病変や疾患によって引き起こされる疼痛」と定義されている疼痛で，慢性疼痛の約2割を占める．電気生理学的検査などの検査で診断できるものと，そうでないものがあり，完全な証明が困難な場合も生じる．そのためには，障害神経の解剖学的神経支配に一致した領域に観察される，感覚障害の他覚所見をしっかり評価することが必要である．

e. 慢性頭痛および口腔顔面痛

人口の半数は頭痛の経験があり，非常にcommonな主訴である．その中で慢性頭痛として認識されるのは一次性頭痛がほとんどで，片頭痛患者は人口の8.4％，緊張型頭痛は22％強と報告されている[12]．また，睡眠時無呼吸症候群の初発症状としても，起床時の頭痛が特徴的である．

f. 慢性内臓痛

頭部，頸部，胸腹部，骨盤部の内臓に由来する持続性もしくは周期的に起こる痛みで，内臓由来の刺激を関連痛として感じる．画像診断で原因の特定ができない場合，虚血性，牽引，圧迫などが原因であることが多い．注意すべきものとしては，血管炎症候群による虚血痛があり，全身炎症の有無のチェックは必要である．

g. 慢性骨格筋痛

骨，関節，筋，または軟部組織に直接関与する疾患の病態の一部として生じる，持続性または再発性の痛みで，最も多いのは慢性腰痛である．骨格筋の疼痛で，原因の同定されない疼痛は一次性慢性疼痛として扱われる．

①腰痛

70％の人が生涯で経験する症状といわれ，米国では病院受診理由の第2位である．急性腰痛の中にはまれに重篤な脊椎疾患および内臓疾患が存在するため，それらのスクリーニングとして，腰痛のred flagsをチェックする（**表1-3**）．通常，急性腰痛は3ヵ月以内に症状が消失することが多いが，85％は非特異的腰痛とされている．つまり，画像診断では診断できないものが多い．しかし，近年のわが国の報告では，欧米に比べて非特異的腰痛は多くないとされており，検討の余地はあるかもしれない[13]．腰痛ガイドラインにおいては，全例に画像検査を行うことは推奨していない．腰痛になる患者で心理的な原因のない患者はむしろ少数で，心理的要因が引き金となって発症し，状況に対応する心理的スキルが乏しいことで症状がさらに引き起こされると考えられている[14]．逆に，過度な画像診断を繰り返すことで，余計な治療を行うことになりかねないため，疾患理解の重要性を痛感する症状といえる．腰痛であればまずは整形外科，あるいは内科を受診するため，われわれ内科医は肝に銘じておく必要がある．

表 1-3　腰痛における red flags

1. 重篤な疾患を疑う兆候を示している
2. 発症年齢（20歳未満または55歳以上）
3. 時間や活動性に関係ない腰痛
4. 胸部痛
5. 癌，ステロイド治療，HIV感染の既往
6. 栄養不良
7. 体重減少
8. 広範囲に及ぶ神経症状
9. 構築性脊椎変形
10. 発熱

②RAを含むリウマチ性疾患および関節症

　リウマチ性疾患の中で最も頻度の高い疾患はRAである．慢性の経過で出現，進行する滑膜の炎症を病態の首座とした，関節症状をメインとする全身炎症性の自己免疫疾患である．疼痛の場所が多発性であること，好発年齢などからFMとの鑑別を要することもあるが，自己抗体の出現，全身炎症があること，関節腫脹などの理学所見から診断は比較的容易である．しかしながら，FMの併存も比較的経験し，併存例では，RAに対する治療効果の判定において，非常に混乱をきたす．このことはRA以外の結合組織疾患，リウマチ性疾患にも同様にいえることである．特にシェーグレン症候群は乾燥症状が特徴的な結合組織疾患であるが，約半数にFMの合併がみられるとされ，注意深い評価が必要である．

　また，リウマチ性疾患でも，強直性脊椎炎（脊椎関節炎）やベーチェット病，サルコイドーシスなど，血液検査で特異的自己抗体をもたない疾患は診断が遅れてしまう可能性がある．診断の遅れによる疼痛の持続により，心理的側面の悪化をきたすことも多い．

　また，関節痛の原因として最も多いのは，OAである．加齢や荷重，消耗などによる関節軟骨の摩耗が原因で侵害受容性疼痛が起こるとされているが，繰り返される侵害刺激による疼痛閾値の低下により，軽微な刺激にも痛みを生じるようになり，慢性化する．実際，局所療法や手術などを行っても，改善しない症例も多々経験する．そのような患者は心理・社会的な痛みの要素を検討する必要がある．

h. 高齢者と慢性疼痛

　人は高齢になるに従って，慢性疼痛をきたす疾患リスクは高まる．それは，筋骨格系の機能低下，不動性の悪化などによる疼痛閾値の低下によるものと，癌の罹患，帯状疱疹，脳卒中後疼痛などが当てはまる．また，アルツハイマー型認知症患者では，脱抑制に伴い訴えの増加がみられることもあれば，逆に痛みの訴えをしなくなるケースもある．また，疼痛の程度の経過を問診で確認できないことが多く，治療効果判定に困難を要するのが問題となる．そして，高齢に多い疾患であるパーキンソン病は慢性疼痛が合併することが広く知られている．わが国の報告では，3ヵ月以上続く慢性疼痛を有する者は約64%であった[15]．

3 慢性疼痛診療において，内科医が精神科医に期待すること

a. 生物心理・社会的モデルの活用

　慢性疼痛の患者を診察する際は，「痛みには原因があり，その原因がなくなれば痛みも良くなる」という原因論では解決できないことが多い．前述のように，疼痛には生物学的，心理的，社会的な要因が関与しており，いわゆる生物心理・社会的モデル biopsychosocial model で考えることが非常に重要である．このモデルは 1977 年に Engel が提唱したもので，患者に対して，純生物医学的な疾患 disease としてではなく，病 illness というもっと大きな枠組みでとらえるものである[16]．患者の人としての側面，関わる他人との関係，家族，コミュニティといった側面の理解が必要で，これらが互いに影響し，症状，感情，生活に反映しているかを評価する．この手法は，慢性疼痛だけではなく，プライマリケアの現場では非常に大切である．しかしながら，内科医は心理的側面の部分の評価および解釈に関して専門的に研修を受けているわけではなく，医師個人によってばらつきがあるのが事実である．その部分は，精神科医，看護師，臨床心理士，ソーシャルワーカーとの協力が必要となる．

b. 痛みと精神疾患（うつ病やパーソナリティ障害）

　慢性疼痛患者は，うつ病をはじめとして精神疾患を併存する頻度が一般人口と比べて著明に高く[17]（表1-4），併存すると重症化して治療効果が得にくくなることが知られている．当然，疼痛の期間が長引くと，もともとの精神疾患が悪化するのは予想できる．また近年の研究では，慢性疼痛とうつ病で関与が強まる脳神経部位および回路は共通（中脳水道周囲灰白質，青斑核，吻側延髄腹内側部からなる下行性疼痛抑制系と，前頭前野，側坐核，腹側被蓋野を含む報酬系経路）しており[18]，慢性疼痛における治療原理は，うつ病自体を理解していないとうまくいかないと思われる．使用薬剤についても共通項があり，情報共有しながら診療にあたることが必要と感じることが多い．

表 1-4　慢性疼痛に併存する主な精神疾患

疾　患	慢性疼痛患者における罹患率	一般人口における罹患率
うつ病	18〜85%	5%
身体症状症	37〜80%	5〜12%
睡眠障害	53〜75%	20%
不安障害	16.5〜50%	3〜8%
パーソナリティ障害	31〜81%	10〜18%
物質使用障害	15〜28%	1〜%

c. 身体症状症との鑑別あるいは併存

　広汎な慢性疼痛で各臓器診療科を受診し、「検査の結果、うちの科の疾患が原因ではありません」といわれてそこで打ち切りにされ、症状の改善なく医療不信が高まった状態で当科を受診する患者は残念ながら決してめずらしくない。このような患者はDSM-5で定義される身体症状症の場合が多い。慢性的に疼痛が持続することにより、疼痛に対する意識の高まりが生じることは理解可能である。

　FMに代表される一次性慢性疼痛は、中枢神経の障害による症候群で、多くの身体症候を伴っている。これは身体症状症とオーバーラップする部分があるが、併存しているのか、概念的に重複している部分があるのか、あるいは一部は同一疾患群をみているのか、定かになっていない。ドイツの報告では、156名のFM患者での調査で、25.6%が身体症状症および関連症群の診断基準を満たしていた[19]。よって、慢性疼痛の診断および治療を考えるうえで、身体症状症の可能性を精神科医に評価してもらう必要がある。では、どのタイミングで精神科に紹介するのかが問題となってくる。

　先述したように、疼痛の訴えに対する、器質性疾患の完全な除外は非常に困難である。ある一定の診察の結果、心理・社会的要因による疼痛の可能性が高いと判断した場合に紹介することが多いが、その受け止め方は、各精神科医師によって異なる印象がある。「完全に器質的疾患の除外を行ってもらわないと困る」という返事をもらうこともあり、精神科的治療介入が遅れてしまうことを経験している。そのため、症状が固定化し、より治療に難渋することもありうる。このため、やはり器質的疾患の完全除外を待たず、並行して診療にあたるのが良いのではないかと思われる。

　一方、心理・社会的要因による疼痛を積極的に疑っているわけではないにも関わらず、多数の鑑別診断と並行して、いわば精査の一つとして精神科に紹介するようなことがあると、これはこれで精神科医も困るであろう。

　また、あまりにも早い段階で心理・社会的要因の可能性を説明し、精神科紹介の話をすると、患者自身が納得せず、余計に医療不信を訴えることもある。内科系医師としても、丁寧な診療アプローチが求められるところである。

d. 疼痛治療における心理療法と認知行動療法

　これまで述べてきたように、慢性疼痛の原因となる疾患は多岐にわたるが、そこには痛みへの破局的思考や、心理・社会的要因、精神疾患の併存などが関与している部分は多く、また経過中に生じるさまざまな精神症状が多い。

　これまでにガイドラインなどでも、有用な治療として心理療法やCBTなどがあげられ、推奨されている。これらは内科、リウマチ内科単独で行うことは不可能であり、治療効果の評価においても、やはり精神科との情報共有が非常に重要といえる。随伴症状として出てくる痛み-不安の悪循環のサイクルや、睡眠障害などに対するアプローチにおいても、より早い段階での精神科医師のサポートが必要であると感じている。

4 臨床医としての反省

われわれは，慢性疼痛の診断において，器質的要因を除外するために網羅的に検査を行う必要がある．これをどこまで行うかというのは，前述した悪魔の証明のこともあり，きりがない．また，検査を行う過程において，その疼痛の原因となりうる所見を認めた際には，その所見を原因と特定してしまう傾向がある．これはあながち間違ったことではないが，その際，同時に心理的要因などの非器質的要因の存在を評価することも重要になる．そのことをどうしても忘れがちになったり，おろそかになってしまっている．一例，教訓的な症例を提示する．

[50歳代，女性]

販売員．約1年間持続する腰痛および背部痛があり，A病院を受診．整形外科，脳神経外科を受診したが異常を指摘されず，消化器内科で胆石を指摘され，婦人科で子宮筋腫，卵巣嚢腫を指摘された．典型的な症状ではないものの，疼痛の原因と考えられ，腹腔鏡下に胆嚢摘出術，卵巣嚢腫摘出術を施行した．しかしながら術後も症状は改善せず，さらに両下腿のしびれ，異常感覚が生じ，腰背部の疼痛が増強した．その後，原因不明の蕁麻疹，皮下出血などもみられた．神経内科，皮膚科を受診したが，疼痛の原因は明らかではなかった．整形外科で神経ブロックやトリガー注射を行ったが改善はなく，その後，疼痛範囲は全身に広がり，リウマチ膠原病内科も受診したが，特に異常はないといわれた．試験的にプレガバリンを処方されたが，奏功せず，食事もとれず，体重減少もあり，本人の自己判断で本院総合内科を受診した．

当院受診まで2年間症状は持続しており，1年以上休職していた．理学所見からFMと診断し，有酸素運動，ストレッチなどの運動療法と，デュロキセチンを開始したところ，症状は緩徐に軽快し，職務にも復帰し，海外旅行なども行けるようになった．本人に話を聞くと，「痛みの原因がずっとわからなくて，ありとあらゆる診療科に診てもらったが，原因がわからないといわれた．手術すれば痛みはとれると説得され，胆嚢も卵巣も摘出したが，全然痛みが良くならず，すごくショックだった．正直，病院を信用することもできなくなった」と話した．

この患者は，総合病院の各診療科で専門的診察を受け，さまざまなアセスメントを受け，外科治療を含めてさまざまなアプローチがされたが，症状は悪化する一方であった．その経過の中で，慢性疼痛に対する概念をしっかりと理解し，生物心理・社会的モデルで疾病理解をしていくことができていれば，ここまで長引くことはなかったかもしれない．

臨床医はほぼ全員，疼痛を伴う患者を診察する機会があるわけである．患者のアウトカムを改善させるためには，慢性疼痛のメカニズムをしっかりと理解すること，患者とのコミュニケーションをしっかりと築くこと，また，他の医療者との綿密な連携を図ることが大事である．

（尾本篤志）

文 献

1) Rathmell JP, et al（谷口純一 訳）：疼痛：病態生理および管理．ハリソン内科学 第5版, Kasper DL, ed（福井次夫他 日本語監修），91-99，メディカル・サイエンス・インターナショナル，2017.
2) Stern SDC, et al（竹本毅 訳）：考える技術 臨床的思考を分析する 第2版. 1, 日経BP社, 2007.
3) 志水太郎：診断戦略―診断力向上のためのアートとサイエンス. 20, 医学書院, 2014.
4) 松本美富士：線維筋痛症ガイドライン2017. 日本線維筋痛症学会他 編, 10, 日本医事新報社, 2017.
5) Nakamura I, et al：An epidemiologic internet survey of fibromyalgia and chronic pain in Japan. Arthritis Care Res（Hoboken）66（7）：1093-1101, 2014.
6) Haliloglu S, et al：Fibromyalgia in patients with other rheumatic diseases：prevalence and relationship with disease activity. Rheumatol Int 34（9）：1275-1280, 2014.
7) Macfarlane GJ, et al：EULAR revised recommendations for the management of fibromyalgia. Ann Rheum Dis 76（2）：318-328, 2017.
8) Koloski NA, et al：The brain--gut pathway in functional gastrointestinal disorders is bidirectional：a 12-year prospective population-based study. Gut 61（9）：1284-1290, 2012.
9) Spiller R, et al：Guidelines on the irritable bowel syndrome：mechanisms and practical management. Gut 56（12）：1770-1798, 2007.
10) Johansen A, et al：Persistent postsurgical pain in a general population：prevalence and predictors in the Tromsø study. Pain 153（7）：1390-1396, 2012.
11) Hinrichs-Rocker A, et al：Psychosocial predictors and correlates for chronic post-surgical pain（CPSP）-a systematic review. Eur J Pain 13（7）：719-730, 2009.
12) Sakai F, et al：Prevalence of migraine in Japan：a nationwide survey. Cephalalgia 17（1）：15-22, 1997.
13) Suzuki H, et al：Diagnosis and characters of non-specific low back pain in japan：the Yamaguchi low back pain study. Plos One 11（8）：e0160454, 2016.
14) Carragee EJ, et al：Can discography cause long-term back symptoms in previously asymptomatic subjects? Spine 25（14）：1803-1808, 2000.
15) 湯浅龍彦他：パーキンソン病の慢性疼痛について. 医療 62（7）：381-385, 2008.
16) Engel GL：The need for a new medical model：a challenge for biomedicine. Science 196（4286）：129-136, 1977.
17) 平林万紀彦：痛みの集学的診療：痛みの教育コアカリキュラム. 日本疼痛学会痛みの教育コアカリキュラム編集委員会 編, 123, 真興交易（株）医書出版部, 2016.
18) Baliki MN, et al：Functional reorganization of the default mode network across chronic pain conditions. Plos One 9（9）：e106133, 2014.
19) Häuser W, et al：Construct validity and clinical utility of current research criteria of DSM-5 somatic symptom disorder diagnosis in patients with fibromyalgia syndrome. J Psychosom Res 78（6）：546-552, 2015.

B. ペインクリニックの立場から

1 慢性疼痛とは

　国際疼痛学会 International Association for the Study of Pain (IASP) の定義では，慢性疼痛は，「治療に要すると期待される時間枠を超えて持続する痛み，あるいは進行性の非がん性疼痛に基づく痛み」とされている[1]．痛みの持続時間に関しては正確な定義はないが，おおむね3ヵ月程度と考えられている．また，痛みが慢性化する原因としては，侵害受容性要因，神経障害性要因，心理・社会的要因の3つの要因が考えられている．慢性疼痛では，この3つの要因が複雑に絡み合い，いわゆる複合性疼痛となっている場合が多い．

　慢性疼痛診療の基本的な考え方は，それぞれの要因に対してアプローチすることである．まず，問診，診察，検査によって痛みを診断し，痛みの要因を分析する．そして，それに応じて必要な診療科，職種が協働して行う，いわゆる集学的治療を行う必要がある[2]．

　特に難治性の慢性疼痛は，心理・社会的要因が痛みの増強，遷延化に強く影響する場合がめずらしくないため，精神科を中心とした痛みの心理・社会的要因へのアプローチが，慢性疼痛治療の大きな柱となる．

2 慢性疼痛とペインクリニック

　元来，医学では，痛みは生体が発する危険信号として認識され，診断の手段と考えられてきた．そのため，痛みそのものを緩和することはそれほど重視されてこなかった．そのような中で，ペインクリニックは痛みという症状を治療対象とする点が特徴である．このように，疾患よりも症状を対象とする医学分野は稀少であり，癌の緩和医療などは同じ目的をもった診療分野である．

　ペインクリニックは，従来，麻酔科医が手術麻酔の中で使用してきた鎮痛手法を一般の患者に適応拡大するという形で誕生した診療分野である．手術麻酔においては，オピオイド鎮痛薬を含めたさまざまな鎮痛薬の全身投与や，痛覚伝導路のあらゆる部位に局所麻酔薬を投与する局所鎮痛を行う．痛みを訴えるすべての患者にそうした手法を適応しようという考えから，ペインクリニックの診療はスタートした．

　ペインクリニックでの痛み診療の特徴は，痛覚伝導路の遮断を基本コンセプトとして，慢性疼痛では主に侵害受容性要因，神経障害性要因といった器質的要因に焦点を当てて，痛みの原因となる疾患・病態を診断し，それに応じた痛みの治療を行うことであ

る.痛みの診断に関しては,近年,画像診断の精度が向上し,MRIや超音波装置で痛みの原因となる末梢神経の正確な部位を特定できるようになるなど,この10年余りで痛みの器質的な原因検索はかなり進歩した.なお,痛みの治療の基本方針は,原因と病態に応じた薬物療法と神経ブロックである.

薬物療法で用いるのは,アセトアミノフェンや非ステロイド性消炎鎮痛剤 non-steroidal anti-inflammatory drugs (NSAIDs) といった解熱・消炎鎮痛薬,トラマドール,モルヒネなどのオピオイド鎮痛薬,ベンゾジアゼピン系薬物を含む中枢性筋弛緩薬,鎮痛補助薬などである.鎮痛補助薬は,主たる薬理作用には鎮痛作用を有しないが,鎮痛薬と併用することにより鎮痛効果を高め,特定の状況では鎮痛効果を発揮する薬剤であり,神経障害性疼痛に対して頻用する.具体的には,アミトリプチリン,デュロキセチン duloxetine (DLX) などの抗うつ薬,プレガバリン pregabalin (PGB) などの抗痙攣薬を用いることが多い.ペインクリニックでは,これらの薬剤を鎮痛目的で使用するのであって,基本的には精神・神経症状のコントロールを目的としては使用しない.

神経ブロックは,「脳脊髄神経,脳脊髄神経節,交感神経節などに,薬物を作用させるか,物理的にそれらを加熱・冷却して,一時的あるいは長期間にわたって神経機能を停止させること」と定義されている[3].近年,超音波装置の進化によって治療薬剤を正確な部位に投与することが可能となり,神経ブロックの確実性は格段に向上した.神経ブロックの意義は,診断的意義,痛覚伝導路の遮断,交感神経遮断による血行改善,さらには痛みの悪循環の是正などが考えられる[4].神経ブロックを試験的に行うことで,痛みの原因となっている神経を同定し,痛みの原因を診断することも可能である.痛みが持続している部位では,局所を支配する交感神経の興奮により血管収縮が生じ,局所の虚血,酸素欠乏,アシドーシスをきたす.局所では発痛物質が産生され,それが再び知覚神経を刺激し痛みが増強するといった痛みの悪循環が形成される.知覚神経ブロックは痛みの伝導を遮断することで,交感神経ブロックは主に局所の血流を改善させることで,痛みの悪循環を断ち切ることができる.また,慢性疼痛患者では,痛みによる不安,恐怖によって痛みを生じる動作を回避し,機能障害に陥ることでさらに痛みが悪化するという,恐怖回避モデルによる痛みの悪循環が生じることがあるが[5],神経ブロックによって一時的にでも痛みを緩和することで,この悪循環から脱却する一助となりうる.

このように神経ブロックは,痛みを訴えるすべての患者に適応される可能性があるが,出血傾向や全身状態が不良な患者には慎重に適応を考える必要がある.慢性疼痛患者では,心理・社会的要因が強い場合,神経ブロックは効果に乏しいだけでなく,かえって症状を悪化させる場合があるため注意が必要である.また,痛みが全身に及ぶような場合は,神経ブロックよりも薬物療法を中心とした他の治療法を選択すべきである.

さらに神経ブロックに類する治療法として,トリガーポイント注射があり,ペインクリニックの診療では頻用される.トリガーポイント注射は,トリガーポイントと呼ばれる部位に局所麻酔薬,消炎鎮痛薬,ステロイドなどを局所注入する手技である.トリ

ガーポイントとは単なる圧痛点ではなく，物理的，化学的な刺激によって関連域に関連痛を引き起こす部位で，索状硬結の形成を伴う[6]．トリガーポイント注射は，上述した痛みの悪循環を断ち切り，局所の血流を改善させ，炎症性物質を洗い出すことで，痛みの原因を取り除く．筋筋膜性疼痛や線維筋痛症 fibromyalgia (FM) などにおける局所の痛みに適応される．

その他，ペインクリニック診療でよく用いられる非侵襲的治療法として，silver spike point electrode (SSP) 療法と光線療法がある．

SSP療法は，SSPという金属性の特殊な電極を皮膚に吸着させ電気刺激をする低周波電気刺激療法のことであり，いわゆる「刺さない鍼療法」である．これによって局所の疼痛緩和と血流改善効果が得られると考えられており，ペインクリニックでの非侵襲的治療法の一つである[7]．

また，光線療法は，疼痛部位やその部位に関連した交感神経近傍に，低反応レベルレーザー（低出力レーザー，近赤外線レーザー，キセノンレーザー）を短時間繰り返し照射する治療法である．痛みを伴わない非侵襲的な治療法であるため，高齢で全身機能の悪い場合，抗凝固療法を行っているために出血傾向のある場合など，合併症のリスクが高く，十分な薬物療法や神経ブロックを行えない慢性疼痛患者にも施行可能であり，ペインクリニックの臨床ではよく利用される．光線療法の効果としては，知覚神経線維の興奮抑制作用，交感神経興奮抑制作用，細動脈拡張作用，抗炎症作用，神経再生促進作用などが確認されている[8]．

3 ペインクリニックと他科，多職種との連携

痛覚伝導路に対するアプローチによっても痛みのコントロールができない症例，痛みの器質的要因が同定かつ想定できない症例，心理・社会的要因が痛みの増悪に強く関与している症例などは，ペインクリニック単独での診療の限界であると考えられる．こうした症例は，精神科や心療内科などに協力を要請し，心理・社会的要因についてアプローチを行う必要性がある．また，症例によっては，痛みの治療にリハビリテーションや運動療法の専門家の協力が必要な場合もある．いずれにせよ，難治性の慢性疼痛の診療には診療科・職種を越えた集学的治療が必要となる．

以前は，原因がわからずペインクリニックでの治療で痛みがコントロールできない症例は，心理・社会的な要因が疑われるという理由で精神科に診察を依頼しても，統合失調症やうつ病などの精神疾患を除外されるだけでそれ以上の診療が継続されず，患者が治療の道を失うケースをときどき経験した．しかし，最近では，身体症状症をはじめとした，器質的要因が明らかではない疼痛を診療する精神科医が増えてきたため，診察を依頼する際のハードルが下がった．また，実際に心理・社会的要因に対して専門的な診療が提供されるようになった．一方，器質的要因が見つからなくても，神経ブロックや局所麻酔によって一時的にでも痛みをとりのぞける場合もある．このように協働して診

療していくことで，患者の満足度が上がり，疼痛コントロールが良好に図れ，QOLが改善する場合もある．

また，器質的要因ははっきりしているが，精神疾患の合併があるなど心理・社会的要因が大きい場合や，FMなど痛みの要因が多岐にわたる場合は，精神科をはじめ多診療科，多職種と協働して診療を進めることで，目標設定なども含め治療がうまくいく場合がある．患者へのメリットはもちろんのこと，ペインクリニックの担当医も，症状が改善しない患者にはストレスを感じることも多く，単独で診療せず協働して診療することで，担当医師側にもメリットが生まれると考えられる．

上記のように，ペインクリニックと精神科が協働して診療を進めた症例を提示する．慢性疼痛における心理・社会的アプローチの重要性を感じていただければと思う．

症例 神経障害性疼痛と複雑な心理・社会的要因が混在した症例
[50歳代，女性]

　40歳代のときに左肩と上肢の痛みを自覚し，近くの総合病院の整形外科を受診した．頸椎の変形と椎間板ヘルニアを指摘され，左上肢の麻痺をきたす可能性があるため，手術適応と判断され，頸椎椎弓形成術，頸椎前方固定術を受けた．術後も左頸部，肩，上肢痛が改善しないため，当院のペインクリニックに紹介受診となった．

　診察上，左C6の神経根症状が主体の神経障害性疼痛，左上肢全体の極度の痛覚・触覚過敏，冷刺激で増悪する交感神経依存性疼痛，筋緊張による左側頸部と頭痛症状を認めた．この症状に対して，神経ブロックと薬物療法を併用して治療を行った．神経ブロック療法では，頸部神経根ブロック，腕神経叢ブロックなどの知覚神経ブロック，知覚神経と交感神経の両者をブロックできる頸部硬膜外ブロック，交感神経ブロックである星状神経節ブロック，胸部交感神経節ブロックを繰り返し施行した．また，薬物療法は神経障害性疼痛をターゲットとして，鎮痛補助薬であるPGB，ガバペンチン，オピオイド鎮痛薬としてトラマドール，フェンタニル貼付剤などを処方した．こうした治療を3年程度継続した．

　しかし，神経ブロックの効果は一時的で，症状の根本的改善には至らないばかりか，徐々に処方薬剤の種類が増え，投与量を増量しても効果は限定的であった．また，痛みの範囲が左背部や胸部にまで及ぶようになり，画像診断を行ってもこうした痛みの拡大を説明する所見が得られなかった．さらに，大きな音に反応して痛みが増悪する音過敏反応が出現し，突然，パニックを伴う左上半身と左上肢の激しい痛みの発作が生じることが頻回となった．そのため，夜間の睡眠障害をきたした．これに対して，アルプラゾラムなどの抗不安薬を頓用処方で対応したが，外来受診時に突然発作が生じて短期入院を要することもあった．また，自宅で疼痛発作が生じ，近くの病院に救急搬送され，搬送先の救急診療科では，あまりの痛がりように胸部大動脈瘤や心筋梗塞との鑑別を要することもしばしばであった．さらに，強い痛みに起因する食思不振から体重が減少し，るい痩をきたし，激しい頭痛やさまざまな不定愁訴を伴うようになった．

　ペインクリニックの主治医は，自科の治療だけでこうした症状をコントロールすることに限界を感じ，疼痛発作による緊急入院の受け入れがストレスとなって，診療に行き詰まりを覚えた．痛みが激しくかつ広範囲になっているにも関わらず器質的要因に乏しく，パニック発作が生じる原因が不明であった．こうした症状の悪化は心理・社会的要因にあるのではないかと考

え，協働を求める目的で，精神科に併診を依頼した．

精神科では，患者の背景についての詳細な問診が行われ，幼少期に児童虐待を受けていたこと，母親との関係が険悪であり会うだけで発作が出現すること，自殺未遂歴があること，2度の離婚歴と結婚詐欺の被害で多額の借金を返済したことなどトラウマやストレスを多く抱えていることが明らかになった．また，睡眠リズムの乱れがあることが指摘され，トラゾドンや睡眠薬などによる睡眠コントロールが開始された．疼痛発作の状況把握のための短期入院，心理テストによる分析，認知行動療法 cognitive behavioral therapy（CBT）などさまざまな精神科的手法を用いて，器質的要因では説明できない痛みの分析，治療が行われた．その結果，睡眠の確保，痛みによる摂食不良，るい痩の改善が得られ，痛み発作の頻度が激減した．

ペインクリニックでは，器質的要因に対する痛み治療のアプローチを担うという役割が明確になり，診療に対するストレスがかなり軽減した．また，ペインクリニックへの受診頻度は2～3週間に1回にまで減らすことができ，最終的には気温の変化による痛みの悪化を防止するべく，年2回程度行っていた胸部交感神経節ブロックも施行せずに痛みがコントロールできるようになった．

現在もペインクリニックと精神科で協働して診療を行っているが，患者の表情に活気が見えるようになり，QOLが格段に向上している．

(考察)

近年，慢性疼痛に対する集学的治療や心理・社会的要因に対する精神科医の関与に注目が集まるようになり，当院でも心理・社会的要因での痛みの診療を精神科の医師と協働できる体制が確保されたため，精神科に診療を依頼した．精神科では，心理テストによる分析，薬物療法，CBTなどによる専門的な診療が行われた．その結果，患者の精神的な安定が得られ，疼痛発作もほとんど起こらなくなった．

本症例のように，器質的要因と心理・社会的要因が複雑に混在している場合，精神科と協働して，双方の役割を明確にして診療することは，非常に効率的であり，患者の症状改善，QOL改善に直結すると考えられる．

診断に難渋し摂食障害も疑われた症例
[40歳代，女性]

金融機関の事務職に従事して勤続17年であり，特に大きなストレスは感じていなかったが，30歳代のとき，ある日の夕食後に急に上腹部の痛みが出現した．その後から，摂食後に，3～4時間持続的に上腹部痛が生じるようになった．2ヵ月後に一時的に症状は改善した．

まもなく，職場で大きなプロジェクトの責任者に任命され，重圧を感じるようになったところ，症状が再燃，増強し，飲水しただけでも上腹部痛が生じるようになり，ほとんど食事がとれない状態になった．この時点で精神科を紹介受診し，仕事のストレスによる摂食障害と診断され，ロフラゼプ酸エチルを処方されたが効果なく，自己判断で精神科での治療を中止した．発症前に64kgあった体重は，発症8ヵ月後に39kgまで減少し，勤務を続けることができなくなり，一時休職となった．

かかりつけの内科医によって原因精査が行われたが，CTと上部消化管内視鏡では異常所見がなく，モサプリドクエン酸塩，オキセサゼイン，ラベプラゾール，漢方薬（六君子湯，十全大補湯など）を処方されたが摂食と痛みの改善を認めなかったため，疼痛コントロール目的でペインクリニックに紹介受診となった．

初診時には，かなりるい痩が進行していたが，受け答えには特に違和感はなかった．問診上は，摂食後の重く張ったような，差し込まれるような痛みを訴え，痛みの強さは数値的評価尺度 numerical rating scale (NRS) 8/10 程度であり，かなり強い痛みを訴えた．上腹部痛に限局した痛みであり，中部胸髄の神経支配領域であるため，持続硬膜外ブロックで除痛が可能と判断し，外来で胸部硬膜外ブロックを行ったところ，一時的に上腹部痛は改善した．外来で何度か胸部硬膜外ブロックを施行し，効果を確認したのち，入院して 2 週間程度，持続硬膜外ブロックを行い，無痛状態を維持することで経口摂取の促進を図ることを目標とした．

入院後，Th10/11 から硬膜外チューブを挿入し，持続硬膜外ブロックを開始した．痛覚テストで，Th5 から L1 までの知覚遮断域を得て，摂食を開始した．初回は半量程度の食事摂取が可能であったが，まもなく嘔吐し，その後も知覚遮断域は得られているものの，摂食後の上腹部痛は出現するため，摂食の改善には至らなかった．支配領域の知覚遮断が得られているにもかかわらず，摂食後の上腹部痛が生じる機序は，痛覚伝導路から考えても不明であった．疼痛と摂食状況が改善しないため，硬膜外チューブを 1 週間で抜去し，摂食障害を伴う身体症状症と判断し，精神科に再度の診察を依頼した．

精神科では，痩せ願望がないことなどから典型的な摂食障害ではなく特定不能の摂食障害と診断，身体症状症として選択的セロトニン再取り込み阻害薬 selective serotonin reuptake inhibitors (SSRI) が開始された．

さらにペインクリニック主治医から消化器内科に器質的疾患の精査を依頼し，CT，MRI，腹部超音波，上下部消化管内視鏡に加え，カプセル内視鏡による小腸の検索も行われたが，痛みの原因となる病変は指摘されなかった．

その後，ペインクリニックでは，痛みが改善しないこと，原因が不明であることなどの不安から処置依存となり，2 週間ごとの外来受診で硬膜外ブロックを継続した．薬物治療も併用し，トラマドールの定期内服と疼痛時のオキセサゼインを処方したが症状緩和はほとんど得られず，発症から 22 ヵ月目で，体重が 32 kg まで減少し，これ以上体重減少が進むと栄養状態の悪化から致命的になりかねない状態に至った．

並行して進めていた精神科での治療は，臨床心理士によるカウンセリングも開始され，さらに SSRI の調整も行われた．その後は，痛みは持続するものの経口摂取が改善しはじめ，栄養状態が改善傾向となった．

ペインクリニックでは，硬膜外ブロックを中止し，鎮痛補助薬による治療にシフトさせた．トラマドールを中止し，PGB の内服を開始した．さらに六君子湯による食欲改善，便秘のコントロール，併発する頭痛の治療など，全身状態の維持・管理に主眼を置いた総合内科的な役割を担い，患者の訴えを聞いたり，摂食量，体重などのチェック等を行うことに徹した．患者自身はペインクリニックでの治療に依存傾向となっているため，外来では副作用の少ないリドカインの点滴を継続した．2〜3 週間ごとの外来診察を行い，上記のように精神科と協働して診療を継続した．その後は，いまだに摂食後の上腹部痛は出現するが，セルフコントロールが可能となっている．痛みの出現が軽度である朝食を中心に徐々に摂食量が改善し，現在体重は 50 kg 程度まで改善している．

（考察）

本症例は，患者背景や発症のタイミング，治療経過から考えても，心理・社会的要因による痛みであり，身体症状症による疼痛と考えられる．

ペインクリニックの主治医は，痛みの部位に応じて単純に痛覚伝導路を遮断したが，根本的な解決には至らず，ペインクリニックでの治療依存が形成されてしまったために，ペインクリ

ニックの受診の継続が必要になった．

器質的要因の除外を早めに行い，精神科に診療を依頼するのが適当であったと考えられる．

 心理・社会的要因による痛みの増悪と遷延化があるものの，精神科への紹介に抵抗し，治療に難渋している症例

[70歳代，女性]

右前額部の帯状疱疹を発症し，抗ウイルス薬が投与されたが，2週間後にも右前額部の痛みが残存するため，近くの総合病院のペインクリニックを紹介され，帯状疱疹による神経障害性疼痛との診断を受け，局所への光線療法とPGB 150 mg/日の投与が開始された．痛みは次第に改善し，PGBを50 mg/日まで減量されたが，同部の違和感が持続するため，本人が大学病院への受診を希望，当院ペインクリニックへ紹介受診となった．

初診時の所見は，整容は整っているが，表情が非常に暗く，かなり不安が強そうな印象であった．帯状疱疹の皮疹は完治しており，右眼瞼，右眼周囲の顔面筋の運動もほぼ左右差を認めなかった．痛みは上記の持続痛と電撃痛の混合痛でNRSは4〜5/10程度であり，局所の保温でNRS 2/10程度まで改善するとのことで，交感神経依存性疼痛を示唆する所見であった．右顔面の痛みと違和感で，夜間は不眠であった．

鎮痛と局所血流の改善による神経損傷の修復を目的とした交感神経ブロックである，星状神経節ブロック，光線療法，鎮痛補助薬を中心とした薬物治療を提案した．また，高齢者の神経損傷は修復に時間を要するため，症状が長引く可能性があること，完治は困難であるため，治療の目標はQOLの改善であることを説明した．しかし，注射などの侵襲的治療を拒否されたため，星状神経節への光線療法で代用することとした．また，薬物療法として，PGBの100 mg/日への増量とビタミンB$_{12}$製剤，不安を和らげる目的で抑肝散の処方を開始した．

3ヵ月後，日中の痛みは改善したが，夕方から夜間にかけて痛みと違和感が残存するため，不安の軽減と睡眠確保の目的で，ミルタザピンの眠前内服を追加した．その後，PGBを漸減し中止できたため，かかりつけ医へ逆紹介としていったん終診とした．

5ヵ月後，痛みが強くなったとのことで，かかりつけ医より当科に再度紹介があり受診した．昼間は何とか日常生活を維持しているが，夕方から痛くなり気分が落ち込み，何もできないとのことであった．本人の治療の目標設定は，「発症前と同じ完全に痛みのない状態に戻ること」との認識のままであり，「どうして痛みが治らないのか」と涙を流して訴えた．再度，症状の完治は困難であること，また，悪性疾患や進行性疾患ではないため致命的なことにはならないと繰り返し時間をかけて説明した．光線療法，従来の薬物療法を再開し，現在に至るが，受診時には悲壮な表情を浮かべ，完治しないのかと訴える状況が持続している．精神科の受診を勧めるも拒否するため，ペインクリニック単独での診療を継続しているが，精神科の医師に心理・社会的要因へのアプローチを依頼したいと考えている．

(考察)

本症例は，帯状疱疹による末梢神経損傷という痛みの器質的要因がはっきりとしている．しかし，痛みが持続しそれが完治しないという絶望感が非常に強く，日常生活を普通に送れない状態となっている．心理・社会的要因が痛みを増幅させ，破局的思考が非常に強くなっている症例である．こうした症例はペインクリニックとしての神経障害性疼痛そのものへの治療は継続していく必要はあるが，心理・社会的要因をコントロールしなければ，痛みの制御が困難であると考えられる．精神科と協働しての痛みの治療が必要と考える症例である．

集学的治療を要した線維筋痛症の症例

[50歳代,男性]

3年前に関節リウマチ rheumatoid arthritis (RA) の疑いでブシラミンを投与されたが,精査の結果,RA の診断が否定的ということで投与が中止された.その後から頭痛,頸部痛,上肢痛,両下肢のしびれなどの症状が出現し,全身の筋肉(特に上腕や大腿の筋肉)の痛みが強くなり,リウマチ専門の整形外科医によって FM と診断された.痛みの治療として,NSAIDs,DLX,PGB,トラマドール,ワクシニアウイルス接種家兎炎症皮膚抽出液などが投与されたが,十分な鎮痛効果が得られず,ペインクリニックに紹介された.初診時の所見としては,少し不安げではあったが,意思疎通は良好であった.痛みについては,頸部,肩,腰,下肢が左右対称に自発痛があり,上腕三頭筋と膝関節周囲の痛みが特に強かった.痛みの程度は NRS 7〜10/10 とかなり強い痛みの訴えがあった.診察では全身に著明な筋緊張と上下肢と体幹に左右対称に10ヵ所ずつはっきりした圧痛点を認めた.

薬物治療としては,主に侵害受容性要因をターゲットとして,トラマドール・アセトアミノフェン,エトドラク,中枢性筋弛緩剤であるチザニジンの使用を開始した.また,筋緊張の除去とその効果による鎮痛を考慮して,SSP 療法と圧痛点へのトリガーポイント注射を開始した.処置後は,全身が軽くなりその効果は1週間程度持続するため,2ヵ月に3回程度の受診頻度で処置を行っている.

また,主診療医の整形外科医により,DLX 60 mg が投与されていたが,眠気が強く鎮痛効果に乏しいため,精神疾患の合併の判断と鎮痛補助薬としての抗うつ薬の処方について,精神科へのコンサルトがなされた.

精神科では,問診と心理検査によって精神疾患はないことと社会適応性に問題がないことが確認された.眠気などの副作用を勘案して,エスシタロプラム,アリピプラゾールなどを用量調節しながら組み合わせた処方が行われ,鎮痛効果と QOL の改善がみられ,現在も継続してフォローしている.整形外科の主治医は,筋肉や関節などの運動器の機能維持管理を中心に診療を継続中である.

(考察)

FM は広範囲の筋骨格系の慢性疼痛とこわばりを主症状とし,全身に多数の圧痛点を認める以外は,他覚的,一般的な臨床検査で異常がなく,治療抵抗性で原因不明のリウマチ性疾患である.疲労感,睡眠障害,抑うつ気分,不安などの精神神経症状を伴うことが多い.本症例では,リウマチ専門の整形外科医によって疼痛治療が開始されたが,薬物療法での疼痛コントロールに難渋し,ペインクリニックに紹介された.ペインクリニックでは,主として全身の筋緊張緩和と侵害受容性要因をターゲットに治療を行い,一方で精神科へのコンサルトを行った.精神科では,精神疾患を除外し,鎮痛補助薬としての抗うつ薬を用いて,痛みのコントロールの中心を担っている.整形外科の主治医は,診療全体のコンダクターとしての役割を担い,ペインクリニックと精神科の協働を指揮し,自らは筋肉や関節などの運動器の機能維持を行った.

このように,本症例では複雑な要因が交錯する FM の痛み管理において,集学的治療が実践されている.特に,鎮痛補助薬としての抗うつ薬の使用については,標準的な投薬でのコントロールが困難な場合は,精神科に薬剤調整を依頼することで,治療効果の改善が期待できると考える.

(上野博司)

文 献

1) Merskey H, et al：Classification of chronic pain：descriptions of chronic pain syndromes and definitions of pain terms. Prepared by the Task Force on Taxonomy of the International Association for the Study of Pain. 2nd Edition, IASP Press, 209-214, 1994.
2) 厚生労働行政推進調査事業費補助金慢性の痛み政策研究事業「慢性の痛み診療・教育の基盤となるシステム構築に関する研究」研究班 監修, 慢性疼痛治療ガイドライン作成ワーキンググループ 編：慢性疼痛治療ガイドライン＝Clinical Practice Guideline for Chronic Pain. 149-151, 疼痛治療ガイドライン作成ワーキンググループ, 真興交易（株）医書出版部, 2018.
3) 安部洋一郎：神経ブロック療法の意義. ペインクリニック診療38のエッセンス, 細川豊史 編, 98-101, 医歯薬出版, 2018.
4) 日本ペインクリニック学会治療指針検討委員会 編：ペインクリニック治療指針 改訂第5版, 4-5, 真興交易（株）医書出版部, 2016.
5) Leeuw M, et al：The fear-avoidance model of musculoskeletal pain：current state of scientific evidence. J Behav Med 30 (1)：77-94, 2007.
6) Travell JG, et al：Myofascial pain and dysfunction. The trigger point manual. Williams & Wilkins, 1983.
7) 稲盛公平：鍼, SSP療法. ペインクリニシャンのための痛み診療のコツと落とし穴, 宮崎東洋 編, 222-224, 中山書店, 2007.
8) 上野博司他：糖尿病性神経障害に対する低反応レベルレーザー照射治療（Low reactive Laser Therapy：LLLT）の効果. 日本レーザー医学会誌 34 (4)：406-412, 2014.

第2章

精神科における痛みの見立て

A. 疼痛の基礎知識

精神科医と痛みの関係

　まずは，精神科医が痛みの診療にどのように関わるべきなのか，という視点から考えてみたい．

　「今，精神科医が痛みの領域で必要とされている」．これは筆者がこの数年一貫して痛感し続けていることである．その理由としては近年，痛み，特に慢性疼痛において，その評価や治療方法が劇的に変化しつつあることがあげられるだろう．北米などでは慢性疼痛には集学的治療が有効であるとずっと以前から指摘されてきたが，わが国においてその実践の歴史は10年程度であり，本格的に認識が高まってきたのはこの数年である．その中で慢性疼痛の生物心理・社会的モデル biopsychosocial model が提唱され，生物学的側面だけではなく，心理・社会的な視点から評価・治療を行う必要性が叫ばれ続けている．このモデルは統合失調症などをはじめ精神科にとってはきわめて身近なものであるが，痛みに適応されたことは，この領域における大きなパラダイムシフトであった．このような流れが心理・社会的な要因への介入を得意とする精神科医の必要性を高める，大きな原動力になっている．

　しかし残念ながら，これまで精神科医は痛みを有する患者の診療に積極的ではなかった．これにはいくつかの原因があろうかと思われるが，一つには器質性の疾患を除外することを第一に考える精神科医の特性があるだろう[1]．また，別の要因として，外傷性脳脊髄液減少症による頭痛などは法的な問題が絡み合ってくることが多く，それに対して精神科医が意見を求められることで困惑する，などの歴史もあっただろう．さらに大きな問題は，痛みについて精神科医の知識が不足していたり，苦手意識があることなどである．確かに痛みを訴える患者は多様であり，型にはまった治療では効果が乏しいことも事実であるが，薬物療法の工夫，認知行動療法，集学的治療など，精神科医の本領を発揮できるフィールドであることは間違いない．

　ここから疼痛に関する基礎知識をまとめていくが，便宜上，枠組みとして biological な側面と臨床的な側面の2つに分けることにする．

　痛みの基礎的な知識は，患者が感じている痛みそのものを理解するためのみならず，「痛みがどのようなもので，どのようなメカニズムで伝わり，解釈されるか……」といった患者への心理教育のためにも求められる．これは，身体症状症の患者についても当てはまる．科学的な知識を適切かつ説得力のある形で説明できることが，医師−患者関係を上手に形成していくために役立つだろう．しかしよく考えると，痛みの生理学などの基礎的な知識の必要性については他の感覚に関連する精神症状とやや性質が異なる

点でもある．例えば，幻聴などの説明に聴覚生理の知識はあまり重要ではないように思え，特に末梢のメカニズムについてはほとんど問題にされないだろう．トリガーとしての末梢要因を無視することができないのが痛みのユニークさともいえる．また，よく比較されるのは転換性障害であろうが，こちらは機能の消失が主であり，痛みのように産生される症状とは趣が異なってくる．

2 痛みのbiology（痛みの解剖学・生理学）[2),3)]

a. 侵害受容器

　末梢には感覚を伝える特異的な受容器が存在し，物理的もしくは化学的刺激を電気シグナルに変換する役割を有する．視覚，聴覚，味覚，嗅覚は特定部位に受容器が存在しており特殊感覚とされ，対象的に触覚，振動覚，痛覚などは身体の幅広い部位に受容器があるため，非特殊感覚と呼ばれている．

　この非特殊感覚のうち，低閾値機械刺激（触覚）と侵害刺激に対して応答するものは，それぞれ機械刺激受容器，侵害受容器と定義されている．

　侵害受容器には，強い機械刺激に反応する高閾値機械受容器と，熱刺激，発痛物質，炎症媒介物質によっても活性化されるポリモーダル受容器がある．ポリモーダル受容器にはその名前の通り熱刺激（TRP受容体），酸（ASICチャネル），ATP（P2X, P2Y），ブラジキニン，プロスタグランジン，神経成長因子（NGF），セロトニン，ヒスタミン，グルタミン酸など多くの物質に反応できるように受容体が埋め込まれている．また，侵害受容器の分布としては，皮膚では最表面である表皮内にまで到達する自由神経終末に存在し，触覚を伝える機械受容器のMeissner小体などがより深部に分布する点と異なっている．これらは侵害受容性疼痛の基盤となる痛みの発生源である（図2-1）．

b. 侵害受容線維

　上述した受容器で発生したシグナルは，有髄性のAδ線維と無髄性のC線維によって伝えられていく．ちなみに高閾値機械受容器はAδ線維（一部C線維），ポリモーダル受容器はC線維とつながりが強い．Aδ線維は直径3 μm程度で伝導速度は約15 m/sであり，C線維は直径が1.5 μm, 伝導速度は1 m/sである．いずれも触覚を伝えるAβ線維（直径8 μm, 伝導速度50 m/s）と比べると著しく遅い．Aδ線維が伝える侵害受容刺激は鋭い痛みfast painが，またC線維によって鈍い痛みslow painが生じる．何かに足の指をぶつけることを考えてみると，ズキッとした素早い痛みはAδ線維，それから遅れて出てくるジーンとした痛みは，C線維によって伝えられていることがわかる（図2-1）．また，内臓痛についてもAδ線維，C線維によって侵害受容刺激が伝えられるが，その割合はC線維のほうが多く，また複数の脊髄レベルに入力するため痛みの局在が不明瞭である．さらに通常では機能しないC線維が炎症などにより活性化す

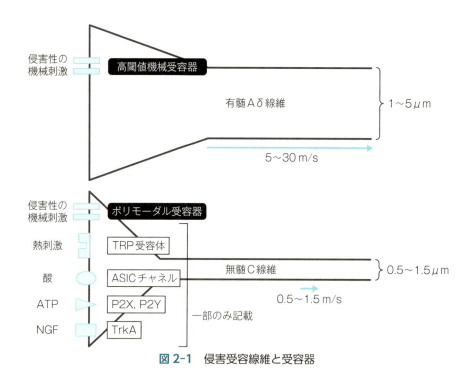

図 2-1 侵害受容線維と受容器

る silent nociceptors の存在も知られている．これらは，患者が訴える内臓痛の性質にもつながっているかもしれない．

c. 後根神経節

末梢から入力された体性感覚情報は脊髄に伝えられるが，これらを伝える一次ニューロンの細胞体の集合は，脊髄後根の直前に膨らみを形成している．これが後根神経節 dorsal root ganglion (DRG) であり，DRG に存在する細胞体は小型，中型，また大型のものに分類され，それぞれが C 線維，Aδ 線維，また Aβ 線維と対応している．有名な例として，先天性無痛症患者では大型の細胞しか認められなかったことが報告されている[4]．

このような DRG は直接，体性感覚情報の伝達に寄与していないようにみえるが，そうではない．末梢に神経損傷があれば細胞体が細胞骨格，ペプチド性神経伝達物質，イオンチャネルなどをつくり末梢に輸送し，修復を行う．また炎症が起こった際には，末梢で生じた NGF が受容体と結合し，細胞体に輸送され脳由来神経栄養因子 brain-derived neurotrophic factor (BDNF) の遺伝子発現を誘導する．この BDNF は脊髄後角に伝搬されて侵害受容性情報を修飾しており，痛みの慢性化と関連する可塑的変化と関連する．

d. 脊 髄

脊髄後角には一次→二次ニューロンへの連絡が存在する．

二次ニューロンは大きく2つに分類され，特異的侵害受容 nociceptive specific（NS）ニューロンおよび広作動域 wide dynamic range（WDR）ニューロンである．NSニューロンは侵害受容刺激が一定の閾値を超えると発火する．またWDRニューロンは弱い刺激でも反応し，その発火頻度が刺激の強度に依存する．つまり，NSニューロンは痛みの場所に反応し，WDRニューロンは痛みの程度を伝える傾向にある．そして，NSニューロンは主としてAδ線維からの入力を受け，WDRニューロンはAβ，AδおよびC線維からの入力を受ける．さらにこれらのニューロンは解剖学的には脊髄灰白質への分布が異なり，NSニューロンは第I層，WDRニューロンは第V層にあり，それぞれが脊髄上行路を形成する．

脊髄上行路には感覚そのものを伝える外側脊髄視床路，情動的な情報を処理する内側脊髄視床路，脊髄網様体路，脊髄腕傍核路，脊髄中脳路などがある．

従来は，C線維から入力を受けるWDRニューロンは視床内側部（髄板内核群）に投射される比率が高く，情動的側面を多く担っており，一方，Aδ線維からNSニューロンを経て上行する侵害刺激情報は視床外側部（腹側基底核群）に伝わり，感覚的側面を反映しやすいといわれてきた．しかし最近では，NSニューロンからは視床よりもむしろ腕傍核に投射する経路が多いことが明らかにされ[5]，情動面に影響の強い扁桃体への入力につながることがわかってきた．ただし，解剖学的な経路は指摘されているものの，それらが別々に情報を伝えているのではなく，多くの接点を有してシグナルは混在しているものと考えられる．換言すれば，痛みの情動的側面，感覚的側面との分類は神経科学的にも交わりは多いことになる．ただ，触覚と侵害受容伝導路は比較的差異が明瞭である．侵害受容情報は，脊髄入力レベルで反対側に伝わって上行し，触覚伝導路は入力同側を上行し延髄で反対側に伝わる．このことは，Wallenberg症候群などで触覚・温痛覚解離を引き起こす原因となる（図2-2）．

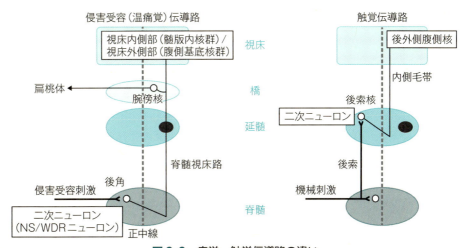

図2-2　痛覚・触覚伝導路の違い

e. 脳（図4-1，p.119参照）

　侵害受容刺激が脳に伝わり，その意味が解釈されることでようやく「痛み」に対する認知がされることになる．侵害受容刺激に対する脳反応については，4章でも述べられるため，そちらも参照して頂きたい．少し研究的なところに目を向けると，特異的な侵害受容刺激の選択も重要である．レーザー，熱，pinprick，表皮内電気刺激などの方法があるものの，それぞれに高価であったり，刺激の時間制御が困難であったりと短所もあり，触覚刺激と侵害受容刺激を生理学的に分離することは簡単ではない．臨床では歯車による痛覚検査などが頻用されるが，すでに触覚が混ざっていることは容易に想像できよう．さて刺激方法を適切に選択し，例えば末梢Aδ線維を刺激した場合，どのような脳部位が反応するであろうか．大脳誘発電位，誘発磁場などにより比較的容易に反応検出は可能である．その発生源を分離する試みは数多くなされ，functional magnetic resonance imaging (fMRI) を用いた検討の所見を合わせると，その活動部位として第一次体性感覚野，第二次体性感覚野，島皮質 insular cortex (IC)，前帯状皮質 anterior cingulate cortex (ACC)，扁桃体，前頭前皮質，視床，小脳などが報告されてきた[6]．

　第一次体性感覚野 (SI) は視床から入力を受け，刺激された部位の判定を行う．実際にさまざまな身体の各部位を侵害受容刺激すると，SIの反応する領域が異なり，somatotopy が再現される[7]．これは触覚などで知られるホムンクルスが侵害受容刺激でも認められることを示唆している．しかし，ペンフィールドが報告したように，逆にSIを刺激したときに痛みが誘発されることはまれであり，SIを痛みの中枢と考えることは難しい[8]．

　第二次体性感覚野 (SII) は感覚情報を統合する部位とされ，somatotopy は SI よりも曖昧になってくるが，侵害受容刺激でも安定して反応がみられる．

　侵害受容刺激で最も活性化が強いのは，前帯状皮質 anterior cingulate cortex (ACC)，島皮質である．ACCは，Aδ線維特異的刺激により発生する誘発電位のvertex potentials の主たる起源とされている[9]．しかし，この反応は触覚，聴覚などの非侵害性刺激でも観察されるのみならず，刺激が変化したり，消失するときにも明瞭に認められる．ACCと痛みに関しては情動-動機づけに関連するといわれているが，情動面に関連するACCの部位は疼痛に反応する部位よりも前方にある．むしろ，疼痛で反応する部位は認知課題で反応する領域と重なっており，痛みの認知や注意を反映している可能性が高い．ICは体温，空腹などの体内感覚情報を統合する内受容に関わるが，また同時に心理実験では多くの課題に対して反応することも知られており，感覚-情動を結びつけ，意味づけをする部位の一つとみなされる．

　扁桃体は情動の首座とされており，侵害受容刺激によって誘発される条件恐怖反応（情動学習）の中心的役割を果たす部位である．条件恐怖反応とは，非侵害性刺激（聴覚など）と侵害受容刺激性刺激を同時に繰り返し与えると，学習し非侵害刺激のみの呈示でも回避行動，自律神経応答などがみられるようになる現象である．臨床的には患者が

痛みをどのように不快な情動と結びつけ，それに対応する身体反応がどう起こるのかを考えるうえで重要である．さらに扁桃体からは中脳水道周囲灰白質 periaqueductal gray（PAG）に投射があり，脊髄に入力する疼痛の制御にも関わるものと考えられている．

f. ペインマトリックスの考え方

　上述したような脳の各部位はいわゆるペインマトリックス pain matrix と呼ばれている．それでは，侵害受容刺激が加えられたときに特異的に反応する部位はあるだろうか？　それぞれの研究者が研究対象にしているペインマトリックスのある部位について，その部位こそが痛み特異的な部位であると主張しやすい傾向にあるが，実際にはそれが否定されるような所見も多い．例をあげると，各感覚刺激に対してみられる非特異的な反応から触覚刺激に対する反応を減ずると何も残らず，侵害受容に特異的な成分はないといったものである[10]．また，「侵害受容刺激によってペインマトリックスが活動するので，ペインマトリックスが活性化すると痛みを感じる」という考えは単純であり，逆推論の問題が内在している[11]．つまり，ある精神機能を調べる課題を負荷した際に活動する脳部位はその精神機能に関係しているとはいえるが，部位の活性化が特定の精神活動の責任部位だとはいえない．これは脳機能画像研究全般にいえることであるが，観察された現象が意味するところについては，常に慎重さが求められる．ペインマトリックスについては各部位の反応が痛みを表現しているわけではなく，それぞれの活動のバランスにより痛みが認識されるという，ネットワークとしての解釈が現実的である．しかし，その科学的証明は今後の課題として残されている[12]．

g. 下行性疼痛抑制系

　これまで侵害受容刺激が脳に伝わるプロセスをみてきたが，侵害受容刺激は元来生体にとっては有害なものであり，常に抑制しようとするメカニズムが存在する．

　まず脊髄内の gamma-aminobutyric acid（GABA）やグリシンといった抑制系の神経伝達物質は，一次ニューロンの神経終末や二次ニューロンの活動を抑えている．

　また，青斑核 locus ceruleus（LC）からのノルアドレナリン作動性ニューロンは，下行性に脊髄の二次ニューロンに投射する．この系は下行性疼痛抑制系 descending pain modulatory system と呼ばれ，内因性の鎮痛メカニズムとして重要な経路と認識されている．

　また，PAG によって制御される，大縫線核を含む吻側延髄腹内側部 rostroventromedial medulla（RVM）からはセロトニン作動性ニューロンが脊髄後角の二次ニューロンに投射している．しかし，PAG-RVM 系には痛みを増強する経路もあると考えられており，単純な抑制だけではなく，病態によって機能が変化する（図 2-3）．

　一方，これとは別に侵害受容刺激が脊髄に入力すると，他の脊髄領域の WDR ニューロンが広汎に抑制される現象が知られており，これを diffuse noxious inhibitory con-

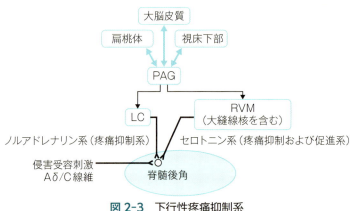

図 2-3　下行性疼痛抑制系

trols (DNIC) という．DNIC は慢性疼痛患者においてみられにくいことも指摘されており[13]，臨床的な評価にもつながる可能性がある．

さらに，下行疼痛抑制系に関連するものとして，オフセット鎮痛がある．これは痛みを感じる閾値の目標温度から1℃上昇させ，5秒間ほど維持したのちに元の目標温度に戻すと，痛み感覚の著明な軽減がみられるものである．fMRI 研究では，この鎮痛が起こっている時間には PAG や RVM の活性化が認められており，下行性疼痛抑制系との関係が示されている[14]．さらに，これを用いて，慢性疼痛患者の評価を行う試みもなされており，今後の発展が期待される[15]．

3　臨床編

a. 痛みの分類

痛みという言葉が指すのは決して均一なものではなく，複合的な病態であることはいうまでもないが，まさに多層的な理解が必要である．例えば，精神機能の説明としてよく下層から順に生物学的，心理学的，社会的，実存的といったピラミッド型の図式が用いられるが，実のところ痛みも同じような構造ではないかと思われる．痛みの複雑さを理解することは，精神機能と同じように難しいのかもしれない（図 2-4）．このことについては後述したい[1]．

さて，分類について考える前に，痛みの領域で用いられる用語を整理しておきたい．通常感じるような侵害受容刺激に強く反応するようになることを痛覚過敏といい，末梢性の過敏化による一次性痛覚過敏，脊髄より上位の反応増強による二次性感覚過敏に分けられる．また，通常は痛みを生じない刺激（触覚刺激など）によっても痛みが誘発される現象をアロディニアと呼ぶ．アロディニアには，軽い圧迫で痛みを感じる静的アロディニアと，擦るなどの動きによって痛みが誘発される動的アロディニアがあり，いずれにしても末梢のみならず中枢神経の可塑的変化によるものと考えられている（図

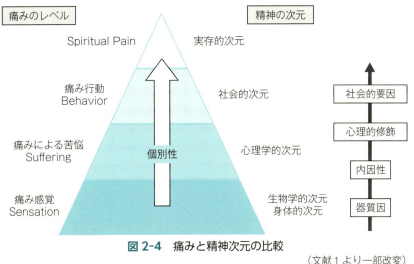

図 2-4 痛みと精神次元の比較

(文献1より一部改変)

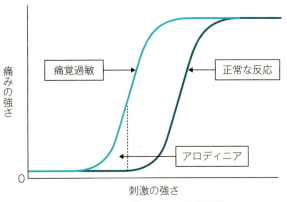

図 2-5 アロディニアと痛覚過敏

2-5)．神経の可塑性とは，感覚入力の持続によって神経の機能的，構造的変化がみられることを指している．後述するように，シナプスの可塑的変化（長期増強など）に基づいて神経回路の機能が変化し，それに伴って刺激反応性も変化することになる．また，感覚刺激に応答する部位が変わるなどの構造的な変化に至ることも示されている[16]．痛みの入力に対する中枢神経の反応増大は，このようなダイナミックな可塑的な変化によって生じているといえるだろう．

b. 時間軸による分類

痛みは時間経過によって異なる顔を見せてくる．一般的には急性痛と慢性疼痛との分類が用いられるが，この切り分けには十分な注意が必要である．急性痛は外傷や疾患などにより発生し警告シグナルとして働き，生理学的に意味のある痛みである．つまり組織損傷を修復する適切な行動を取るためにも必要なものであり，これは先天性無痛症の患者が多くの熱傷，骨折を抱えていることからもその重要性が示される[17]．一方，一般

的に慢性疼痛は3〜6ヵ月以上続くものを指すが，この中には関節リウマチのように炎症が持続するような警告の意味があり続けるものと，刺激がなくても痛みが持続する場合がある．後者の場合には生理学的意味は失われ，痛みそのものが病的状態となり精神医学的にも問題になりやすい．ただし，経過した時間のみで決定されるものではなく，急性痛から慢性疼痛に連続的な移行があるのか，また慢性化要因として関与する遺伝や環境要因の本態は何か，などは議論が分かれるところである[18]．さらに，時間軸による痛みの変化を心理的側面から捉えるとGatchelらが提唱した3段階のステップが参考になる．具体的には，1）痛みに対する不安の段階，2）無力状態，怒り，身体化症状などの素因や環境により影響され慢性化する段階，3）病気としての役割を有してしまう段階とされており，痛みを訴える疾患の理解に有用であろう[19]．

C. 空間軸を含めた原因論による分類

▶ 侵害受容性，炎症性疼痛

末梢において発生する痛みであり，先程のリウマチの例などを除き，多くは急性痛に分類される．炎症や組織損傷によって生じた発痛関連物質が侵害受容器を刺激することによって引き起こされるもので，薬物療法などを工夫すればコントロールがある程度可能である．特に注意したいのは，慢性疼痛の経過中にもこのような侵害受容性疼痛が混じることがあり，対処可能な場合もあるため臨床的に見逃さないことである．

▶ 神経障害性疼痛（図2-6）

感覚神経系の障害により発生する痛みであり，慢性化しやすい病態である．末梢要因としては有痛性糖尿病性神経障害，帯状疱疹後神経痛などが代表的であり，中枢要因としては脊髄損傷による痛み，視床痛，多発性硬化症，またパーキンソン病に伴う痛みなどがあげられる．

末梢神経では軸索断裂，変性を修復するために神経断端から発芽が起こりNaチャネルの異常な発現により異所性放電が起こることや，脱髄により触覚線維と侵害受容線維が混線し触覚刺激が侵害受容情報としてシグナルが伝わるエファプス伝達などが想定されている．これらは末梢性感作と呼ばれている．

また，中枢性感作については，脊髄ニューロンにおいて通常はMgイオンでブロック

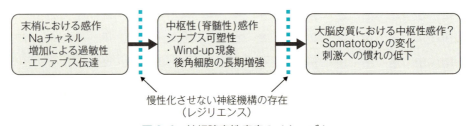

図2-6 神経障害性疼痛のメカニズム
（西原真理：精神医学からみた慢性の痛み．brain and nerve 64 (11)：1323-1329, 2012. より改変）

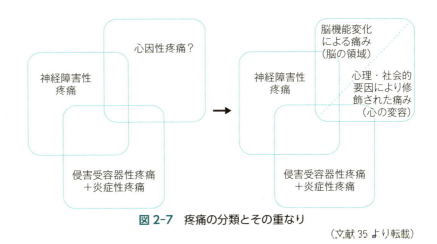

図 2-7　疼痛の分類とその重なり

(文献 35 より転載)

されている NMDA 受容体が，過剰な入力により膜電位が上昇するとともにブロックが外れ受容体が活性化することによると考えられている．これが wind-up 現象（繰り返しの侵害受容刺激に対する興奮性の上昇）や長期増強につながっている．

　さらに，脊髄のみならず脳内においても中枢性感作が起こっており，痛みの持続により，神経反応性が増加することがわかっている．具体的には慢性疼痛による ACC での長期増強の変化[20]，somatotopy の変化（脳内地図の再構成など）[16]，反復刺激による慣れの消失[21] などが知られている．ただし，その詳細なメカニズムについては不明な点も多い．

　加えてもう一つ重要だと思われるのは，このような異常な神経機能を獲得する背景として，慢性化させないようなレジリエンス機構の破綻が考えられることである．そもそも身体にとって有害な痛みが持続することは生物として合目的的ではない．これを抑制するためにさまざまなメカニズムがあり，それには，脊髄における下行性疼痛抑制系や，脳における報酬系，すなわち快情動による鎮痛効果（ドーパミンや β エンドルフィンなどの内因性鎮痛物質）などがある．臨床的には，その回復と利用こそが治療の要となろう．

▶ 心理・社会的要因による痛みの修飾

　ここまでの変化は神経系の機能変化という文脈で論じることができるが，いうまでもなく，精神医学的に重要なのはこの先にある心理・社会的要因により修飾された痛みである．古くは心因性疼痛と呼ばれてきたが，この呼称は正確ではなく，臨床的にも有用性が乏しい．最近ではこれに代わり心理・社会的疼痛，機能性疼痛症候群，中枢機能障害性疼痛などの呼称も提案されてきたが，残念ながら正確な分類名は存在しない．本質的には中枢性感作で神経科学的な理解がある程度可能である「脳機能の変化」という文脈と，「心の変容」の文脈を分けることが必要であろう（図 2-7）．それでは身体症状症とこの分類の関係性はどうか，ということになるが，これは診断基準の変遷からもわか

るようにいまだ混乱している感が否めない．詳細は本章B節で述べられるが，今後の重要な課題として提示しておきたい．

▶ **うつ病による痛みへの影響**

ここで，心理・社会的要因による修飾とは別に，うつ病における痛みへの影響を追加しておきたい．一般的にはうつ病による痛みの増強は，下行性疼痛抑制系の破綻によるものであるとの考え方が主流である．しかし，うつ病患者において実験的な痛みに対する反応異常はACCやICでの報告が多く，下行性疼痛抑制系の低下についての直接的な証拠は少ない．もちろん，痛みを伴ううつ病に対するセロトニン・ノルアドレナリン再取り込み阻害薬 serotonin & norepinephrine reuptake inhibitors（SNRI）の効果からみても，下行性疼痛抑制系の機能異常は推定されるが，痛みの増強はより上位中枢の異常を反映しているのかもしれない．また，うつ病ではAδ線維刺激に対する大脳皮質反応が低下しているにもかかわらず，C線維刺激による反応は変化していないことから[22]，相対的にC線維からの入力が優位になり鈍い痛みを感じやすくなるとの仮説も提唱されている．これはうつ病患者は深部痛を感じやすく，表在的な痛みにはむしろ反応しにくいということを示している可能性がある．

4 ICD-11による慢性疼痛の診断基準について＊

分類について考慮するためには診断基準が必要であることは当然である．これまで痛みに関する診断は各学会レベルでまとめられていたに過ぎなかったが，世界保健機関 world health organization（WHO）は国際疾病分類 ICD-11 において新たに慢性疼痛に関するコードを追加した．これは新しい試みであり，画期的であるといえるだろう．第21章の一般的症状，徴候または臨床所見で他に分類されないものの中にMG30慢性疼痛が設けられた．全部で7項目あり，1）一次性慢性疼痛，2）癌関連慢性疼痛，3）術後，外傷後慢性疼痛，4）慢性神経障害性疼痛，5）二次性慢性頭痛，口腔顔面慢性疼痛，6）二次性内臓慢性疼痛，7）二次性筋骨格系慢性疼痛である．この分類を用い，国際的に多施設ペインセンターで診断を行った研究が発表され，妥当性が示されている[23]．しかし，現実に臨床運用を始めてみると，適切に分類することすなわち病態を示す妥当な診断を当てはめることに問題も多い．特に精神医学的病態についてはまったく記載がなく，併存症として別の診断名を併記する必要があることには留意したい．

5 痛み強度の評価

身体症状症の場合，痛みの程度に注目することは必ずしも治療的とはいえない場合が

＊邦訳はまだ発表されておらず，仮訳で表記する．

多いが，それでもまずは痛みとそれに関連する項目の評価は治療同盟を成立させるためにも重要である．まずはどのような病態がベースにあっても，臨床的に患者が感じる痛みの評価は必要不可欠である．しかし，痛みの強さは，完全に客観的な測定は不可能であり，すべてが主観的評価であることをあらためて注意しておきたい．現在用いられているどのような薬物も，以下のような主観的測定により効果判定されてきたし，優れた研究でも同様である．

a. VAS，NRS

視覚的アナログ尺度 visual analog scale（VAS）は，10 cm の水平な線分に，左端を痛みなし，右端を想像できる最大の痛みとした場合に，現在感じている痛みを線上に示してもらう方法である．また数値的評価尺度 numerical rating scale（NRS）は，0～10 の 11 段階で，VAS と同様に 10 は想像できる最大の痛みである．

一般的には NRS は VAS よりも誤りが少ないとされ推奨されている．高齢者などで認知機能が低下していると痛みの表出が困難になるため，注意しながら評価することが求められるが，ミニメンタルステート検査 mini mental state examine（MMSE）が 10 点以上あれば，NRS や VAS の使用が可能とされている．また，8 歳未満の小児にはフェイススケールを用いることが勧められている[24]．

一方，実際に使用すると VAS で 100，NRS で 10 の評価がなされる場合も少なくないが，極端な表現とも解釈できることがあり，痛みによる認知機能の低下や混乱状態とみなすことができる症例もある．

また，VAS や NRS は治療効果の判定にも用いられるが，どのくらいの変化があれば臨床的に意味が出てくるのであろうか？　一般的には VAS の変化は 10 mm 以下ではその意義は乏しく，20 mm 以上で有意とされる．また，慢性疼痛ではベースラインの NRS の値が 30％以上減少した場合に効果があったとみなすことが推奨されている[25]．

治療効果の判定には pain relief scale も用いられる．これは治療前の最大の痛みを 10 として痛みの変化量を述べてもらう方式であり，NRS と混同されやすい．記銘力に依存する側面はあるが，NRS などと組み合わせて使用すると評価しやすい[26]．

b. BPI

簡易疼痛質問表 brief pain inventory（BPI）は，もともとは癌性疼痛に対して作成されたものであり，その点に注意は必要であるが，現在は広く臨床的に用いられている（図 2-8）．痛みの最大，最小，平均，現在についての質問，および姿勢，動作による悪化を含めている．さらに痛みの治療やその効果，痛みによる気分や生活障害まで含まれているため，痛みの包括的な評価が可能である[27]．

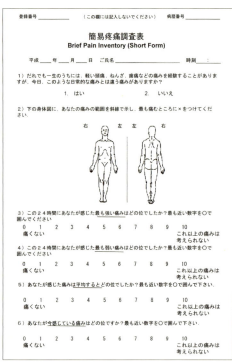

図 2-8 BPI

（文献 36 より転載）

6 痛みの性質の評価

a. MPQ

痛みは複雑な感覚であり，強度のみの評価では不十分である．その性質を評価するために用いられるのがマギル疼痛質問票 McGill pain quetionnaire（MPQ）である．さまざまな痛みを表現する言葉の中から選択する評価方法であり，並べられている表現を眺めてみるといかに痛みが多様なものであるかが理解できる．特徴的なのは，感覚的な言葉を含んだクラス，感情的な言葉を含んだクラス，主観的な痛みの強さを示すクラス，色々な性質の言葉を含むクラスを分けていることであり，さまざまな痛みの評価に有用である．また，短縮版として short-form McGill questionnaire-2（SF-MPQ-2）も使用可能であり，日本語版でも信頼性，妥当性がすでに示されている[28]．

b. 痛みと関連する項目の評価

慢性疼痛の治療を考えるとき，最も重要なものの一つが治療目標の設定である．痛みを軽減する，ということだけを目標にすると，治療が暗礁に乗り上げやすいことはよく経験される．つまり，直接的な痛み以外の生活障害，認知，自己効力感などの「痛みに関連する評価尺度」が治療の見通しを考えるうえで必要になってくる．このような評価は精神科医も習熟するべきであり，身体症状症においても有用だと思われる．

この質問票は，あなたの病気（痛み）が，あなたの日常生活のいろいろな場面で行っている活動にどのような影響を及ぼしているかを調べるためのものです．以下にいろいろな動作や活動が書かれています．それぞれの項目について，最近1週間のあなたの状態を最もよく言い表している数字を◯で囲んで下さい．それぞれの数字は次の状態のことです．

以下の活動を行うのに
  0：まったく困難（苦痛）はない
  1：少し困難（苦痛）を感じる
  2：かなりの困難（苦痛）を感じる
  3：苦痛が強くて，私に行えない

	まったく困難（苦痛）はない	少し困難（苦痛）を感じる	かなりの困難（苦痛）を感じる	苦痛が強くて，私に行えない
1. 掃除機がけ，庭仕事など家の中の雑用をする	0	1	2	3
2. ゆっくり走る	0	1	2	3
3. 腰を曲げて床のものを拾う	0	1	2	3
4. 買い物に行く	0	1	2	3
5. 階段を登る，降りる	0	1	2	3
6. 友人を訪れる	0	1	2	3
7. バスや電車に乗る	0	1	2	3
8. レストランや喫茶店に行く	0	1	2	3
9. 重いものをもって運ぶ	0	1	2	3
10. 料理を作る，食器洗いをする	0	1	2	3
11. 腰を曲げたり伸ばしたりする	0	1	2	3
12. 手を伸ばして棚の上から重いもの（砂糖袋など）を取る	0	1	2	3
13. 体を洗ったり，拭いたりする	0	1	2	3
14. 便座に座る，便座から立ち上がる	0	1	2	3
15. ベッド（床）に入る，ベッド（床）から起き上がる	0	1	2	3
16. 車のドアを開けたり，閉めたりする	0	1	2	3
17. じっと立っている	0	1	2	3
18. 平らな地面の上を歩く	0	1	2	3
19. 趣味の活動を行う	0	1	2	3
20. 洗髪する	0	1	2	3

図 2-9　PDAS

（文献37より一部改変）

▶ PDAS

疼痛生活障害尺度 pain disability assessment scale（PDAS）は日本で開発された尺度であり，種々の生活場面を設定し，それがどのぐらい困難であるかを点数化する（図2-9）．腰を使う活動，日常生活，社会活動に分類され，60点が最高得点で数値が大きいほど障害度が高い[29]．痛みによる生活障害は痛みの強さそのものよりも，痛みに対する情動的反応や偏った認知と関連することが知られている．PDASの値はBeck depression inventoryや後述するPCSとも相関しており，PDASは生活機能だけではなく気分や認知の評価にもつながること，換言すれば生活障害に関連する因子は幅が広いことが理解できる．

▶ PCS（図2-10）

痛みの破局化尺度 pain catastrophizing scale（PCS）は3つのサブスケールからなり，1）痛みにとらわれて繰り返し考えること（反芻），2）痛みを極端に大きく捉えること（拡大視），3）痛みに対して何もできないと考えること（無力感）である．PCSは痛みに対する偏った認知，思考のパターンを反映すると考えられ痛みと関連する尺度の中でも最も頻用されており，重要度がきわめて高い．多くの慢性疼痛において検討され，慢性化のプロセスや予後との関連を示唆する論文は数多く，特に無力感の重要性が指摘されて

この質問紙では，痛みを感じているときのあなたの考え方や感情についてお聞きします．
以下に，痛みに関連したさまざまな考え方や感情が13項目あります．痛みを感じているときに，あなたはこれらの考えや感情をどの程度経験していますか？当てはまるもの数字に○をつけて下さい．
それぞれの数字は次の状態のことです．

以下の活動を行うのに
　　0：まったく当てはまらない
　　1：あまり当てはまらない
　　2：どちらともいえない
　　3：少し当てはまる
　　4：非常に当てはまる

	まったく当てはまらない	あまり当てはまらない	どちらともいえない	少し当てはまる	非常に当てはまる
1．痛みが消えるかどうか，ずっと気にしている	0	1	2	3	4
2．もう何もできないと感じる	0	1	2	3	4
3．痛みはひどく，決して良くならないと思う	0	1	2	3	4
4．痛みは恐ろしく，痛みに圧倒されると思う	0	1	2	3	4
5．これ以上耐えられないと感じる	0	1	2	3	4
6．痛みがひどくなるのではないかと怖くなる	0	1	2	3	4
7．他の痛みについて考える	0	1	2	3	4
8．痛みが消えることを強く望んでいる	0	1	2	3	4
9．痛みについて考えないようにすることはできないと思う	0	1	2	3	4
10．どれほど痛むかということばかり考えてしまう	0	1	2	3	4
11．痛みが止まって欲しいということばかり考えてしまう	0	1	2	3	4
12．痛みを弱めるために私にできることは何もない	0	1	2	3	4
13．何かひどいことが起こるのではないかと思う	0	1	2	3	4

図 2-10 PCS

（文献 38 より転載）

いる[30]．また，日本語版も十分に検証され，多くの病態で評価されている．また身体症状症という視点からみると，DSM-5の診断基準に含まれる「症状の深刻さについての不釣合いかつ持続する思考」はまさに反芻や拡大視そのものであるため，診断を考えるうえでも参考になってくる．ただし，診断の補助として用いることを考える場合の注意点として，PCSはあくまでも自己記入式であり，医師によって直接確認されるべきであることをあげておく．

▶ **PSEQ**（図 2-11）

　　自己効力感とは，自分がある状況において必要な行動をうまく遂行できるかという可能性への認知を示している．痛みにおいては能動的に痛みをコントロールしようとする力を指し，レジリエンスとして機能するため，痛みの慢性化にも大きく関わってくる．疼痛自己効力感質問票 pain self-efficacy questionnaire（PSEQ）は身体的な活動よりも社会的な活動に対する自己効力感を反映していると考えられている[31]．また，自己効力感は PCS で測定される破局化思考と逆相関するのみならず，機能的な予後にも良い影響を与えることが明らかにされている[32]．つまり臨床的には，痛みが続いているとしても自己効力感を引き上げることが治療的といえるだろう．このために PSEQ を用いると患者が自らは気づくことがないような部分においても「自信」を評価することができ，治療経過をみていくうえで有用である．

A. 疼痛の基礎知識

現時点で「痛みはあってもこれらの事柄ができる」という自信の程度を教えて下さい．
0は「まったく自信がない」，6は「完ぺきな自信がある」です．それぞれの項目の番号を1つ選んで下さい．
この質問表は以下の事柄をあなたが今まで実際に行ってきたかどうかではなく，「痛みはあるけれども，現時点でこれらの事柄を行える自信がどの程度あるか」を尋ねるものです．

1. 痛みがあっても物事を楽しめる．
   　　　　　　まったく自信がない　0　　1　　2　　3　　4　　5　　6　完ぺきな自信がある

2. 痛みがあっても家事のほとんど（掃除や皿洗いなど）をこなせる．
   　　　　　　まったく自信がない　0　　1　　2　　3　　4　　5　　6　完ぺきな自信がある

3. 痛みがあっても友達や家族とこれまで通りに付き合える．
   　　　　　　まったく自信がない　0　　1　　2　　3　　4　　5　　6　完ぺきな自信がある

4. ほとんどの場合痛みに対応できる．
   　　　　　　まったく自信がない　0　　1　　2　　3　　4　　5　　6　完ぺきな自信がある

5. 痛みがあっても何か仕事ができる（仕事には家事も報酬のある仕事もない仕事も含む）．
   　　　　　　まったく自信がない　0　　1　　2　　3　　4　　5　　6　完ぺきな自信がある

6. 痛みがあっても趣味や気晴らしなどの楽しいことがたくさんできる．
   　　　　　　まったく自信がない　0　　1　　2　　3　　4　　5　　6　完ぺきな自信がある

7. 薬がなくても痛みに対応できる．
   　　　　　　まったく自信がない　0　　1　　2　　3　　4　　5　　6　完ぺきな自信がある

8. 痛みがあっても人生の目標のほとんどを達成できる．
   　　　　　　まったく自信がない　0　　1　　2　　3　　4　　5　　6　完ぺきな自信がある

9. 痛みがあってもふつうに生活できる．
   　　　　　　まったく自信がない　0　　1　　2　　3　　4　　5　　6　完ぺきな自信がある

10. 痛みがあっても徐々に活動的になれる．
   　　　　　　まったく自信がない　0　　1　　2　　3　　4　　5　　6　完ぺきな自信がある

図 2-11　PSEQ

（文献31より転載）

C. 中枢性感作に関する評価

▶ CSI（図 2-12）

最近，日本語版が導入され臨床的にも検討が始まったところではあるが，中枢性感作を評価する尺度として central sensitization inventory（CSI）がある[33]．中枢性感作は神経障害性疼痛の項目で触れたが，痛みだけでなくその他の感覚の過敏性が獲得された難治性の病態，すなわち中枢性感作症候群 central sentization syndrome（CSS）（線維筋痛症，化学物質過敏症，過敏性腸症候群など）においても認められる．また，CSIを用いた研究において，その重症度は抑うつ症状，睡眠障害，痛みの強度に相関すると報告されている[34]．CSSには共通した病態生理が背景にあることが想定され，CSIを評価の一つとして用いることは可能だろう．しかし注意したいのは，この病態理論はいまだ十分に確立されたものではなく，議論が分かれているということである．また，CSIはあく

CENTRAL SENSITIZATION INVENTORY：PART A

名前：　　　　　　　　日付：

以下の項目について右側の選択肢のうち，最も当てはまるものに○をつけて下さい．

1. 眠りから覚めたときに，疲れていてすっきりしない感じがする	まったくない	まれにある	ときどき	頻繁に	いつも
2. 筋肉に硬さや痛みを感じる	まったくない	まれにある	ときどき	頻繁に	いつも
3. 不安発作がある	まったくない	まれにある	ときどき	頻繁に	いつも
4. 歯を食いしばったり，または歯ぎしりをしたりする	まったくない	まれにある	ときどき	頻繁に	いつも
5. 下痢や便秘の問題を抱えている	まったくない	まれにある	ときどき	頻繁に	いつも
6. 普段の生活での動作を行ううえで，助けが必要である	まったくない	まれにある	ときどき	頻繁に	いつも
7. 明るい光に過敏である	まったくない	まれにある	ときどき	頻繁に	いつも
8. 身体を動かすと，すぐに疲れる	まったくない	まれにある	ときどき	頻繁に	いつも
9. 全身のあらゆるところに痛みを感じる	まったくない	まれにある	ときどき	頻繁に	いつも
10. 頭痛がある	まったくない	まれにある	ときどき	頻繁に	いつも
11. 膀胱の不快感と排尿時の灼熱感の両方，またはいずれか一方を感じる	まったくない	まれにある	ときどき	頻繁に	いつも
12. よく眠れない	まったくない	まれにある	ときどき	頻繁に	いつも
13. 集中することが難しい	まったくない	まれにある	ときどき	頻繁に	いつも
14. 乾燥肌や痒み，発疹などの皮膚の問題がある	まったくない	まれにある	ときどき	頻繁に	いつも
15. ストレスで身体症状が悪化する	まったくない	まれにある	ときどき	頻繁に	いつも
16. 悲しんだり，または憂うつな気分になる	まったくない	まれにある	ときどき	頻繁に	いつも
17. 元気が出ない	まったくない	まれにある	ときどき	頻繁に	いつも
18. 首と肩の筋肉が緊張している	まったくない	まれにある	ときどき	頻繁に	いつも
19. 顎に痛みがある	まったくない	まれにある	ときどき	頻繁に	いつも
20. 香水などのある特定の匂いでめまいや吐き気がする	まったくない	まれにある	ときどき	頻繁に	いつも
21. 頻繁に排尿しないといけない	まったくない	まれにある	ときどき	頻繁に	いつも
22. 夜に寝ようとするとき，足に不快感や落ち着かない感じを感じる	まったくない	まれにある	ときどき	頻繁に	いつも
23. 物事を思い出すことが難しい	まったくない	まれにある	ときどき	頻繁に	いつも
24. 子供の頃に心的外傷（トラウマ）を経験した	まったくない	まれにある	ときどき	頻繁に	いつも
25. 骨盤周辺に痛みがある	まったくない	まれにある	ときどき	頻繁に	いつも

CENTRAL SENSITIZATION INVENTORY：PART B

名前：　　　　　　　　日付：

医師から下記の疾患の診断を受けたことがありますか？
各診断名の右にある表にチェックをし，診断された年を記入して下さい．

	いいえ	はい	診断された年
1. むずむず脚症候群			
2. 慢性疲労症候群			
3. 線維筋痛症			
4. 顎関節症			
5. 片頭痛もしくは緊張性頭痛			
6. 過敏性腸症候群			
7. 化学物質過敏症			
8. 頭部外傷（鞭打ちを含む）			
9. 不安発作もしくはパニック発作			
10. うつ病			

図 2-12　CSI

（文献 33 より一部改変）

までも特定の疾患をベースにして作成されたものであることなどの限界もあるため，今後の進展に期待したい．

7 痛みの精神医学

　痛みの基礎的な事項について述べてきたが，最後にもう一度，痛みの精神医学について考えてみたい．

　痛みの問題は感覚であり，情動であり，認知であり，さらに行動でもある．これはまさに精神医学のテリトリーであり，慢性的に痛みを訴える患者の精神症状を精緻に評価することはきわめて重要である[1]．また，痛みと精神の次元の比較を考え直してみると，痛みを生物学的次元から階層的に捉えることは精神機能の障害を器質因，内因，心理的修飾，社会要因と考える流れと一致し，今患者がどのレベルの問題を抱えているのかを分析する意味があろう（図2-4）．

　しかしながら，慢性の痛みを精神症状としてだけ捉えることには問題がある．例えば，われわれが身体症状症の患者と出会うとき，器質的な要因が検討され，否定された状況からスタートすることが多いだろう．それでも，治療経過の中で器質的な問題が再発見されることはまれではない．そうすると，定期的な身体科による診療も必要になり，上手な治療連携が肝になる．

　最初に述べたように身体科が精神科医の治療への参加を熱望していることを思えば，その需要は大きく，今後，慢性疼痛はリエゾン精神医学における主要な軸になりうる．また最も有効とされている集学的治療における精神科医の役割もますます増えることになるだろう．

（西原真理）

文　献

1) 西原真理：痛みに伴う心の動き～精神医学的問題について～．ペインクリニック 37（6）：733-739，2016．
2) 日本疼痛学会痛みの教育コアカリキュラム編集委員会 編：痛みの集学的診療：痛みの教育コアカリキュラム＝Multidisciplinary Pain Management：Core Curriculum for Education in Pain．真興交易（株）医書出版部，2016．
3) 小山なつ：痛みと鎮痛の基礎知識 上（基礎編）脳は身体の警告信号をどう発信するのか．技術評論社，2010．
4) Swanson AG, et al：Anatomic Changes in Congenital Insensitivity to Pain. Absence of Small Primary Sensory Neurons in Ganglia, Roots, And Lissauer's Tract. Arch Neurol 12：12-18, 1965.
5) Todd AJ：Neuronal circuitry for pain processing in the dorsal horn. Nat Rev Neurosci 11（12）：823-836, 2010.
6) Davis KD, et al：Brain imaging tests for chronic pain：medical, legal and ethical issues and recommendations. Nat Rev Neurol 13（10）：624-638, 2017.
7) Omori S, et al：Somatotopic representation of pain in the primary somatosensory cortex（S1）in humans. Clin Neurophysiol 124（7）：1422-1430, 2013.
8) Mazzola L, et al：Stimulation of the human cortex and the experience of pain：Wilder Penfield's observations revisited. Brain 135（Pt2）：631-640, 2012.
9) Inui K, et al：A comparative magnetoencephalographic study of cortical activations evoked by noxious and innocuous somatosensory stimulations. Neuroscience 120（1）：235-248, 2003.
10) Legrain V, et al：The pain matrix reloaded：a salience detection system for the body. Prog Neurobiol 93（1）：111-124, 2011.
11) Iannetti GD, et al：Beyond metaphor：contrasting mechanisms of social and physical pain. Trends Cogn Sci 17（8）：371-378, 2013.
12) 乾幸二：痛みの伝導路と侵害受容による脳反応．最新精神医 22（2）：85-91, 2017．
13) King CD, et al：Deficiency in endogenous modulation of prolonged heat pain in patients with irritable bowel

14) Derbyshire SW, et al：Offset analgesia is mediated by activation in the region of the periaqueductal grey and rostral ventromedial medulla. Neuroimage 47（3）：1002-1006, 2009.
15) Kobinata H, et al：Disrupted offset analgesia distinguishes patients with chronic pain from healthy controls. Pain 158（10）：1951-1959, 2017.
16) Henry DE, et al：Central nervous system reorganization in a variety of chronic pain states：a review. PM R 3（12）：1116-1125, 2016.
17) Danziger N, et al：Is pain the price of empathy？ The perception of others' pain in patients with congenital insensitivity to pain. Brain 129（Pt9）：2494-2507, 2006.
18) 西原真理：精神医学からみた慢性の痛み．brain and nerve 64（11）：1323-1329, 2012.
19) Dersh J, et al：Chronic pain and psychopathology：research findings and theoretical considerations. Psychosom Med 64（5）：773-786, 2002.
20) Bliss TV, et al：Synaptic plasticity in the anterior cingulate cortex in acute and chronic pain. Nat Rev Neurosci 17（8）：485-496, 2016.
21) Hüllemann P, et al：Reduced laser-evoked potential habituation detects abnormal central pain processing in painful radiculopathy patients. Eur J Pain 21（5）：918-926, 2017.
22) Terhaar J, et al：Differential processing of laser stimuli by Aδ and C fibres in major depression. Pain 152（8）：1796-1802, 2011.
23) Barke A, et al：Pilot field testing of the chronic pain classification for ICD-11：the results of ecological coding. BMC Public Health 18：1239, 2018.
24) International Association for the Study of Pain：Faces Pain Scale-Revised Home. https://www.iasp-pain.org/Education/Content.aspx？ItemNumber=1519
25) Dworkin RH, et al：Core outcome measures for chronic pain clinical trials：IMMPACT recommendations. Pain 113（2）：9-19, 2005.
26) Lee JJ, et al：Pain relief scale is more highly correlated with numerical rating scale than with visual analogue scale in chronic pain patients. Pain Physician 18（2）：E195-200, 2015.
27) Stanhope J：Brief pain inventory review. Occup Med（Lond）66（6）：496-497, 2016.
28) 圓尾知之他：痛みの評価尺度・日本語版 Short-Form McGill Pain Questionnaire-2（SF-MPQ-2）の作成とその信頼性と妥当性の検討．PAIN RES 28（1）：43-53, 2013.
29) Yamashiro K, et al：A multidimensional measure of pain interference：reliability and validity of the pain disability assessment scale. Clin J Pain 27（4）：338-343, 2011.
30) Iwaki R, et al：Global catastrophizing vs catastrophizing subdomains：assessment and associations with patient functioning. Pain Med 13（5）：677-687, 2012.
31) Adachi T, et al：Validation of the Japanese version of the pain self-efficacy questionnaire in Japanese patients with chronic pain. Pain Med 15（8）：1405-1417, 2014.
32) Edwards RR, et al：The role of psychosocial processes in the development and maintenance of chronic pain. J Pain 17（9 Sppl）：T70-92, 2016.
33) 田中克宜他：日本語版 Central Sensitization lnventory（CSI）の開発：言語的妥当性を担保した翻訳版の作成．日本運動器疼痛学会誌 9（1）：34-39, 2017.
34) Neblett R, et al：Establishing clinically relevant severity levels for the central sensitization inventory. Pain Pract 17（2）：166-175, 2017.
35) 西原真理他：痛みを中心にした感覚情報処理と精神機能およびその障害．最新医学 72（3）：430-433, 2017.
36) Ukij, et al：A brief cancer pain assessment tool in japanese. the utility of the japanese brief pain inventory-BPI-J. Jaurnal of pain & symptom management. 16（6）：364-373, 1998.
37) 有村達之他：疼痛生活障害評価尺度の開発．行動療法研究 23（1）：7-15, 1997.
38) 松岡紘史他：痛みの認知面の評価：Pain Catastrophzing Scale 日本語版の作成と信頼性および妥当性の検討．心身医学 47（2）：95-102, 2007.

B. 身体症状症による疼痛の病態

1 精神科・心療内科で出会う慢性疼痛

　疼痛を主訴とする患者は，最初から精神科を訪れることはなく，ほぼ全例が身体診療科からの紹介であるが，精神科でスムーズに治療を進めるのが容易でないことも多い．その理由にはいくつかの要素が絡んでいると思われ，筆者は次の3点をあげる．

　一つめは，医療システムの問題である．痛みが出現すると，患者は何らかの身体疾患を疑って，まずは地域のかかりつけ医，総合診療科，ペインクリニックなどを受診するであろう．しかし，痛みを説明できる身体疾患を特定することができない場合や，非ステロイド性消炎鎮痛剤 non-steroidal anti-inflammatory drugs（NSAIDs），アセトアミノフェンなど鎮痛作用をもつ薬剤による薬物療法，手術，神経節ブロック注射などの治療を行われても効果が十分に得られない場合，あるいは，客観的な医師の所見と本人の訴えに乖離が生じており，心理的な要因が痛みに関連していると疑われる場合には，身体科の医師は精神科への紹介を検討することになる．

　このような経過をたどるため，精神科を初めて訪れる時点で，痛みの発現から時間が経ち，複数の身体診療科で各専門的見地からさまざまな治療が行われ，経過が複雑になっている．痛みを診る診療科が複数に跨っており，また患者がどの診療科を受診するかは患者の判断に委ねられている．これは医療システムの問題といえる．近年，各地で設立されている痛みセンターは包括的な診断治療が可能であり，さらなる普及が待たれる．

　二つめは，患者には医療への不満や，精神科医が関わることへの不安と過度な期待という葛藤が生じていることである（患者の抱く問題）．精神科に紹介された患者は，自らが望んで受診していない場合もまれではない．精神科の診察室のドアを開けるなり，「身体診療科であなたの痛みは"心の問題"といわれて受診させられた（そのような説明が実際にされたのかは不明だが，少なくとも患者はそう解釈している）」，「たらい回しされて挙句の果てに精神科に行くようにいわれた」と不満を露わにし，こちらも初診時から患者の対応に苦慮することもある．

　一方で，「どの科でも，痛みの原因はわからないといわれた．では，この痛みの正体は何ですか？こちらで教えてください」と悲痛な表情で訴えられることもある．精神科の診療を最後の望みとして，藁にも縋る思いで診察室に倒れこむように入ってくることもある．

　いずれにしても，患者側になって考えると，痛みの診療を求めて身体診療科を受診してきたのにもかかわらず，原因がはっきりせず，さまざまな治療にも効果がなく，そうこうするうちに身体の診療から離れて，精神科医による精神面の診断と治療が始まると

いう摩訶不思議なシフトが生じてしまっている．患者が，痛みのために精神科での診療を受けることに戸惑うのはもっともなことである．

そして三つめは，精神科医が本来の守備範囲である精神症状ではなく，身体症状を訴える患者を診る必要があることである（医療者の抱える問題）．患者に，よりわかりやすく説明し，治療を進めるためにも，痛みについて理解しておくことは大切である．

2 慢性疼痛や身体症状症の疫学

a. 慢性疼痛

疼痛について，国民生活基礎調査（2016年調査）では，男性の有訴者率の第1位が腰痛（人口1,000対91.8），第5位が手足の関節の痛み（同40.7），女性では第2位が腰痛（同115.5），第3位が手足の関節の痛み（同70.2），第5位が頭痛（同50.6）[1]であり，わが国でも痛みに苦悩している人がどれほど多いのかがわかる．この統計では，急性と慢性の区別はできないが，腰痛や頭痛などは一般に慢性化することが多い．

2016年の米国の調査では，米国では，慢性疼痛は成人の20.4％，仕事に影響を与える重度の慢性疼痛を抱える患者は8.0％にも上る．痛みが慢性化，かつ重症の患者は女性で，かつては働いていたが現在は就労していない，生活に貧窮していることが多いという報告がある[2]．Inoueらは，日本の慢性疼痛の有病率などについて調査し，一般人口の約39％が3ヵ月以上の慢性疼痛にあると報告している[2]．

b. 身体症状症

一方，身体症状症（DSM-5）の有病率については，成人の5〜7％にみられ，女性の有病率が高い傾向にある[3]．また，プライマリケアでは身体症状症[*1]は，受診者の16〜30％にみられ[4)〜6)]，Wittchenらは，EUでの身体症状症[*1]の12ヵ月有病率は約6.3％と報告している[7]．これら，身体症状症の患者の一部が疼痛を主症状とするものであるが，その具体的な頻度は不明である．米国では，背部痛のために成人の10〜15％に仕事能力の低下が生じており，この一部が身体症状症[*1]であると推定されているが，この罹患率は不明とされている[8]．

3 身体症状症の危険要因と予後要因

遺伝的要因が身体化を助長させやすくすることも指摘されており[9]，脳機能などの生物学的因子，家族との関係性や経済状況といった社会環境因子なども要因となる．教育歴が低い人，社会経済的地位が低い人により多く現れる[2]．

---

*1：身体表現性障害

病気や健康に関して過剰に心配する傾向や，否定的感情が生じやすいパーソナリティー特性（神経症的特質）も要因となる．また，失感情症 alexithymia の傾向があることが多い．失感情症とは，自分がどのような感情を抱いているのか認識することや，感情を言語化して表現すること，さらに自分の内面と周囲の状況を把握して自らの内面を洞察することが困難であるといった点を特徴とする．失感情症傾向のある身体症状症患者は，ストレスコーピングを状況に合わせて適切に用いることができていないといわれている[10]．

発症の誘因は，対人葛藤が29％で最多，身体疾患の罹患16％，心身の過労14％だという報告があるが[11]，誘因が必ず存在するわけではなく，明らかでないこともある．

身体症状症による経済的損失

身体症状症による疼痛は，痛みの原因検索と治療を求めて複数の医療機関を受診し，多くの検査を受けたり入院をしたりするため，その医療費や，症状のために就労できないことなど社会的な損失も大きい．米国では，推定で年間2,560億ドルが身体症状症[*2]の医療費に費やされている[12]．医療機関をあちこち受診することにより医療費は増加するが，これは，患者の痛みと不安に駆られての医療探索行動の場合もあるが，わが国の疾患別に診る縦割りの医療システムによる問題も大きい．

身体症状症の歴史

精神医学で診る慢性疼痛患者の多くが含まれる身体症状症は，術語，定義，分類などが時代によって変化しているため，過去の変遷を簡単に振り返る（図2-13）．

身体症状症の概念の歴史は，紀元前20世紀のエジプトにさかのぼる．紀元前4世紀には Hippocrates が身体の麻痺，痙攣などの症状をヒステリー hysteria として「子宮で動き回る病気」で女性特有にみられ，性的な欲求が満たされないことによる病気とした[13),14]．19世紀後半にはフランスの Briquet がヒステリーの特徴を記載し，それを基にフランスの Charcot が器質的病変のみられない心理的作用による神経症状を報告し，ヒステリー研究が行われるようになった．Charcot の門下であった Freud は，無意識における疾病の逃避，感情や欲求の転換といった力動的な要素から神経症論を展開し，転換ヒステリーの概念を打ち出した．

その後，ウィーンの精神分析家 Stekel が，転換ヒステリーに近い病態を身体化 somatization という用語を用い，身体的な不調を訴える患者の多くは心理的な葛藤によって引き起こされたものであるとした．ことに米国では身体化は，転換ヒステリーと同義語として使われることになる．

---

*2：原典では，身体化 somatization

```
古代ギリシャ時代              Hippocrates (BC 400) "hysteria"

   近世                     Briquet P. (1859)    ヒステリー
                           Charcot JM. (1874)   ヒステリー
                           Freud S. (1895)      ヒステリー
   近代                     Guze (1950年代)       Briquet症候群

          DSM-Ⅱ (1966)     ヒステリー神経症（転換型）
          DSM-Ⅲ (1980)     身体表現性障害：心因性疼痛障害      ICD-9 (1977)   ヒステリー
   現代    DSM-Ⅲ-R (1987)   身体表現性疼痛障害                ICD-10 (1992)
          DSM-Ⅳ (1994)     身体表現性障害：疼痛性障害         身体表現性障害：
          DSM-Ⅳ-TR (2000)  身体表現性障害：疼痛性障害         持続性身体表現性疼痛障害
          DSM-5 (2013)     身体症状症

                                                            ICD-11 (2018)
                                                            Bodily distress disorder
```

図 2-13 身体症状症の歴史

1950年代になると，セントルイス学派のGuzeは，多彩な身体症状を呈する転換ヒステリーが，かつてBriquetが報告した症状に非常に類似することから，これをBriquet症候群と命名した．

DSM-Ⅱ（1968）でその一群はヒステリー神経症と分類され，DSM-Ⅲ（1980）では身体表現性障害 somatoform disorders とされた．ここで初めて身体表現性障害という病名が登場し，身体表現性障害は，心気症，Briquet症候群を基にした身体化障害 somatization disorder，心因性疼痛障害 psychogenic pain disorder に分類された．

その後，DSM-Ⅳ-TR（1994）まで身体表現性障害という病名が続き，その診断には，身体症状が医学的に説明できないものであることが求められたが，このことを証明するのは非常に困難であった．そのうち，心理・社会的な疼痛に関しては，いずれも身体表現性障害の中に分類され，DSM-Ⅲでは心因性疼痛障害，DSM-Ⅲ-R（1987）では身体表現性疼痛障害 somatoform pain disorder，DSM-Ⅳでは疼痛性障害 pain disorder と呼称が変更された．心理的要因については，DSM-Ⅲ-Rでは診断基準からは削除されたものの，マニュアルには残り，DSM-Ⅳでは，心理的要因，および，心理的要因と身体疾患の両方に関連している場合には，コード番号を付けることとなった．また，ICD-10（1992）では，身体表現性障害の下位項目の持続性身体表現性疼痛性障害 persistent somatoform pain disorder に分類された．

6 身体症状症の診断基準

2013年に改訂されたDSM-5[15]では，身体表現性障害は新設された「身体症状症および関連症候群 somatic symptom and related disorders」に移行した．そのうち，苦痛を伴う身体症状を呈するものが，「身体症状症 somatic symptom disorder」である．身体症状症では，DSM-Ⅳ-TRの「身体症状が医学的な原因を明らかに説明できないこと」

表 2-1　身体症状症の診断基準（DSM-5）

A) 1つまたはそれ以上の，苦痛を伴う，または日常生活に意味のある混乱を引き起こす身体症状
B) 身体症状またはそれに伴う健康への懸念に関連した，過度の思考，感情，または行動で，以下のうち少なくとも1つによって顕在化する．
　1．自分の症状の深刻さについて不釣り合いかつ持続する思考
　2．健康または症状についての持続する強い不安
　3．これらの症状または健康への懸念に費やされる過度の時間と労力
C) 身体症状はどれひとつとして持続的に存在していないかもしれないが，症状のある状態は持続している（典型的には6ヵ月以上）
▶該当すれば特定せよ
・疼痛が主症状のもの（従来の疼痛性障害）
・持続性：持続的な経過が，重篤な症状，著しい機能障害，および長期にわたる持続期間（6ヵ月以上）によって特徴づけられる．
▶現在の重症度を特定せよ
　軽度：基準Bのうち1つのみを満たす
　中等度：基準Bのうち2つ以上を満たす
　重度：基準Bのうち2つ以上を満たし，かつ複数の身体愁訴（または1つの非常に重度な身体症状）が存在する

という条件が診断には求められなくなった．代わって，DSM-5では，苦痛を伴う身体症状の存在に加えて，身体症状に対する情動，認知，および行動の要素を診断基準にしている（**表 2-1**）．つまり，身体症状症では，身体症状が医学的に説明できるかということは不問とし，患者が"知覚する身体症状"に対する不適切な認知（病気への過度なとらわれや破局的な思考など），さらに不安などの感情，その苦悩に伴う行動を認めた場合に診断するという，陽性の所見を診断基準に用いることとなり，DSM-Ⅳ-TR（2000）までの陰性所見を診断基準とする消極的な診断方法から大きく転換された．筆者としては，身体表現性障害という用語は，患者や家族には，あたかも苦痛を身体で表現しているような蔑視的なニュアンスを与えやすく，説明に苦労してきたが，それに比べると，身体症状症の病名は，患者に幾分説明しやすくなったと思う．ただし，DSM-5の身体症状症の診断に求められる不安や認知の歪みといった項目は主観的で，診断基準が大きく緩和され過ぎており，過剰診断のおそれがあるため，医師は診断を下す前に，健康への関心が現実的な捉え方を逸脱しているのか，医学的な身体疾患が潜んでいないのかをまずは検討すべきという意見もある[16]．

　DSM-5では，従来の疼痛性障害は，身体症状症に内包され，特定子「疼痛が主症状のもの」で表されることになった．また，診断基準に心理的要因という記述はなくなった．

　ICD-10の身体表現性障害およびその下位分類である持続性身体表現性疼痛性障害については，2018年に発表されたICD-11では，disorders of bodily distress or bodily experience（身体的苦痛症群または身体的体験症群）およびその下位分類である，bodily distress disorder（身体的苦痛症）に該当する[*3]．

[*3]：ICD-11日本語版は2019年3月現在，未発表のため，訳語には日本精神神経学会の草案を用いた．

7　診断基準上の心理的要素の扱い

　身体症状症の歴史をひもとくと，心理的な要素が関与するかどうかについて，これまで紆余曲折してきたことがわかる．これは，身体症状症の病態を捉えることが容易ではないことを示しており，この分野の研究やエビデンスが不十分であるためでもあろう．DSM-5，ICD-11 では，精神疾患としての疼痛には，認知や注意が病態の中核的な要素としてあげられており，これから脳科学の見地から捉えられていく方向性を明示していると思われ，筆者はこの分野が今後飛躍的に発展していくことを期待している．

8　身体症状症と不安症，うつ病

　身体症状症と不安症やうつ病は合併が多いことで知られている．プライマリケアを受診する不安症またはうつ病の患者では，その半数に身体症状症[*1]を伴っているとされ[17]，身体化症状，不安，うつは，おのおの単独でみられるよりも複合していることが多く，"somatization-anxiety-depression triad（三つ組み）"[18]，あるいは "somatic, anxious and depressive（SAD）症候群"[19]といわれることもある．
　一方，うつ病に身体症状がみられることは以前から知られており，1950 年代に仮面うつ病 masked depression の概念が提唱された．これはうつ病による身体症状であり，憂うつ感，意欲や集中力の低下などの精神症状よりも，腹痛，頭痛などの身体症状が前面に現れるもので，メランコリー型のうつ病にみられやすい．Bekhuis らは，うつ病で身体症状があること，特に身体症状が心肺系，胃腸症状系など多岐にわたることは，うつ病の予後不良の予測因子であり，うつ病患者の診療においては，身体症状に注意せねばならないことを指摘している[20]．この場合は，痛みはうつ病による身体症状であり，原則，うつ病に沿った見立てと治療が必要となるため，痛みの背景にうつ病が潜んでいないかを常に疑わねばならない．

9　身体症状症とうつ病との鑑別

　身体症状症とうつ病との鑑別は難しいところであるが，以下に主な鑑別点をあげる．
　●家族歴
　うつ病の遺伝率は，一卵性双生児での一致率が 40％前後，二卵性双生児では 10～20％であり，遺伝素因の関与があるとされる．慢性疼痛の患者を診る際に，家族歴を把握しておくことも大切である．
　●病前性格
　うつ病の病前性格として，メランコリー親和型性格が知られている．これは，秩序正しさ，他者への配慮といった傾向を特徴とし，勤勉，良心的で責任感が強く，他人との衝突や諍いを避けて他人に尽くす．そのため，仕事を抱え込み過ぎたり，真面目にやり

通すため，やがて許容量を超えてうつ病を発症する．これに似たような性格の概念として，凝り性，徹底性といった執着性格もうつ病にみられやすいといわれている．

一方，身体症状症や不安症では，神経症的傾向，強迫的傾向，失感情症傾向などが多い．

● うつ病の精神症状

うつ病は，生命の維持に必要となるエネルギーの低下が生じている状態で，車で例えるとガス欠の状態である．このため，表情に覇気がなく，元気がない．思考力も低下し，話し方は遅くなり，発語量が低下して自発的な訴えは少なく，問いかけにもポツリポツリと答えるのみであることが多い（思考制止）．「しないといけないのにできない」と意欲も低下する．何事にも興味がなくなり，友人や家族との会話でも気は晴れず，それまで楽しいと思えていたことも楽しめなくなったり（快楽消失），理由もなく悲しくなり涙が溢れてくるといった悲哀感，さらには，どのような感情も湧き上がらず無感動となってしまうこともある．「何もできず，周囲に迷惑ばかり掛けている」「生きている価値がない」と，過度に自分を責めることもある．

うつ病では日内変動がみられることもあり，その場合の症状は朝方に悪く，夕方から夜にかけて回復する．

● うつ病の身体症状

うつ病患者の90％以上に睡眠障害がみられ，不眠（特に中途覚醒，早朝覚醒）が生じることが多い．

また，食欲も低下し，数kgの体重減少が生じることもある．これに伴い，食事も美味しくなくなり，「砂を噛んでいるよう」といった味覚の低下が起こることもある．また，性欲も低下することが多い．これらは，食欲，性欲といった個体の生命や種族の保存への本能的な機能低下が生じているものと解釈することもできる．

意欲低下と関連する症状として，倦怠感も生じやすい．

自律神経系の乱れも生じ，口渇，便秘，発汗，ほてりなどがみられることもある．

● 痛みの性状

あくまで臨床経験によるもので実証されたものではないが，身体症状症の際は疼痛の強さに変動があり，ときに何かの拍子に発作のように激烈な痛みが出ること（痛み発作）もある．また，一日中持続することもあるが，痛みの変動を詳しく追ってもらうと，痛みが楽になる時間もあることはよく経験される．

それに比べてうつ病の場合は，頭痛や肩こりなど慢性的な鈍い痛みで，前述の他の症状の日内変動とともに朝に強い場合もあるが，基本的には終日持続することが多い．

● 痛みの推移

疼痛が先に現れ，その痛みに対する苦痛に起因する気分の沈み，活動性減少などの抑うつがみられている場合は，身体症状症が基本にあり，二次的に抑うつ状態になっていると考えられる．

逆に，うつ病による痛みの場合は，気分の症状が疼痛に先行あるいは同時に生じる．

また，うつ病などの気分障害は，数ヵ月から1年間に及ぶ病相をもち，病相と病相の間にはうつ病の症状がみられない間欠期がある．そして，うつ病の身体症状の場合は，身体症状がうつ病相に含まれることが多い．また身体症状も痛みのみでなく，食欲低下，倦怠感など他の症状もみられることが多い．

● **痛みに対する態度**

身体症状症の患者は，痛みの原因に対する原因検索を執拗に求めることが多い．また「一刻も早く痛みを取り去りたい」，「このまま悪化の一途をたどらないか」といった治療に対する要求も強く，痛みの除去に躍起になっていて，即時的な痛みの完全消失を希望することも多い．

うつ病の場合は，痛みの訴えはあるが，本人が苦しんでいること，解決したいことの焦点は痛みの原因検索や痛みの治療ではなく，身体が重くてどうにも動かないこと，気分が晴れないことなどであって，「痛みをすぐに除去して，どうにかしたい」といった欲動は乏しく，痛みそのものに固執することは少ない．

> **症例** **うつ病でみられる疼痛**
> [50歳代，男性]
>
> 20歳代のときにうつ病による治療歴がある．30歳代のときに荷作業中に腰痛が起こり，近医で腰痛症として消炎鎮痛薬と湿布によって加療され，数ヵ月で軽快していた．3ヵ月前から特に誘因なく，物悲しく感じて倦怠感がみられるようになり，好きなゴルフも急に億劫になった．それまでいつも楽しみにしていた家族との夕食も味がしないといって口数も減り，食欲が低下．やがて腰のじわーっとした痛みを訴え，仕事を休みがちになり，自分は会社や家族に迷惑を掛けていると自分を責めるようになった．その頃から腰痛を訴え，痛みを庇うために臥床するようになったが，腰痛は強まり，間もなく休職となった．
>
> 精神科受診時，顔をしかめて腰をさすっている．抑うつ気分，喜びの喪失，意欲低下，疲労感，食欲低下がみられ，抑うつエピソードを認めたため，うつ病と診断．抗うつ薬による薬物療法，支持的精神療法により腰痛の訴えは減り，倦怠感，食欲も改善した．その後抑うつ気分，意欲低下も徐々に軽減し，笑顔もみられるようになり，治療開始後3ヵ月後には復職し，腰痛も訴えなくなった．

10 精神科からみた痛みの多様性

精神科における痛みは身体症状症をはじめとして多様なものがあり，どのような病態によるものかを見立てて理解していく必要がある．

例えば，診察室で痛みのことばかりを訴え続ける高齢者は，自宅のようすを家族に確認すると，食事の手順，家の掃除などが以前のようにできなくなっており，生活機能全般が著しく低下している場合がある．神経心理学検査を行うと，注意の転換をはじめとした認知機能の低下が認められることもある．この場合，注意の切り替えがうまくできずに，痛みに関心が向き過ぎていたり，漫然と痛みを訴えていると思われる．

歯科から紹介されるケースの多くは，舌痛症であるが，すでにあちこちの歯科，口腔外科で齲歯などが疑われて，何本か抜歯されていたり，詰め物の入れ直しや歯肉を切片されるなどの施術をされていて，その痛みに医原性の要素が加わっている可能性も否定はできない．また，口腔内セネストパチーの場合，患者は「歯肉からドロドロした臭いにおいの液体が滲み出していて，舌もピリピリ痛い」などグロテスクな訴えをする．「変な液体の証拠に」と唾液をティッシュペーパーに含ませて診察時に見せてくる患者もいる．このような場合，統合失調症や器質性精神障害の可能性も考えねばならない．

さらには「身体の中に機械を入れられているような違和感があり，機械のモーターの動きに合わせて，身体の内部がえぐられて痛い」といった体感幻覚が疑われる場合などもあり，本人は身体の中に機械を入れられていることを確信しているケースもある．ただし，「実際にそのような機械が入っているはずはないが，身体の中ではある一定のリズムで何かがうごめいているように痛い」と痛みの比喩の表現として述べる場合もあり，注意を要する．

身体症状に対する囚われという強迫が痛みに関連することもある．ある身体知覚に対して，悪い病気の兆候ではないかと囚われて，健康状態に不安が高じていくと病気不安症（心気症）と診断される（ただし，DSM-5では，身体症状がある場合は身体症状症と診断される）．病気不安症（心気症）は近年では，1990年頃にHollanderらが提唱した強迫症を中心とする強迫スペクトラム障害 obsessive-compulsive spectrum disorders (OCSD)[21]の一部として捉えられるようになっている．痛みの場合も，痛みに対する強いとらわれが認められる場合は，強迫の病態で理解できることも多い．次に，そのようなケースを紹介する．

身体症状症でみられる疼痛
[20歳代，女性]

　両親と3人暮らし．もともと几帳面な性格．会社員．

　ある冬に感冒に罹患した際に喉の痛みが生じた．感冒は数日で軽快したが，喉の違和感は残存するため近医耳鼻咽喉科を受診した．しかし，診察では喉の粘膜の腫れはないといわれた．その後，鼻の奥にも痛みが広がり，何かが喉に刺さっていたり，できものができているのではないかと鏡でしきりに喉を確認したり，家族に懐中電灯で何度も喉を見てもらうようになり，インターネットで喉頭癌についての記事を読み漁っては不安が高じるようになった．そのため別の耳鼻咽喉科を受診し，鼻咽腔ファイバー，喉頭ファイバー検査をしたが異常はなく，市中病院耳鼻咽喉科でCT検査も受けたが，異常は認められなかった．痛みが悪化し，ペインクリニックを受診し，心理的な関与が疑われて当科を紹介受診となった．

　初診時，鼻腔から喉にかけての痛みと違和感を訴える．食事は，喉に刺激を与えないようにと，粥と細かく刻んだおかずばかりとなっており，唾液の嚥下も過度に意識するようになっていた．

　強迫の病態に基づく痛みと考えられ，パロキセチンによる薬物療法，鏡で確認する確認行為，軟らかい食事などの安全行動を減らすよう認知行動療法 cognitive behavioral therapy

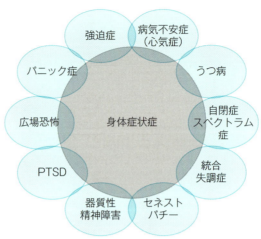

図 2-14 身体症状症（DSM-5）と周辺の疾病

(CBT) を行った．2ヵ月後には違和感は残るものの痛みは3割程度に減り，笑顔もみられるようになった．

このように，痛みという表現の背景にはさまざまな原因があり，精神科でみる"痛みを訴える患者"は，少なくとも，侵害受容性疼痛，神経障害性疼痛のみでは説明がつかないケースが多い．したがって精神科医は，他の身体の状態や精神症状，さらには，痛みの性状，痛みの出現時期やその発展の仕方，心理・社会的な要因などを考慮し病態をきちんと理解しないと，医師も患者も五里霧中の状況となり，いたずらに時間ばかりが過ぎてしまう．

以上の痛みについて，身体症状症を中心とし，それに関連する精神医学的疾患を図にまとめた（図 2-14）．

慢性疼痛（特に心理・社会的疼痛）の病態と身体症状症

わが国の慢性疼痛治療ガイドライン[22]では，慢性疼痛を生じる原因を3つに大別している．詳細は別項に委ねるが，簡略化して説明すると，一つめは侵害受容性疼痛であり，例えば熱傷や擦り傷などで生じる痛みである．二つめは，神経障害性疼痛で痛覚を伝導する神経回路の障害，つまり末梢神経系の求心性神経，あるいは，大脳皮質から中脳水道周囲灰白質，青斑核，吻側延髄腹内側部，脊髄に向かう下行性疼痛抑制系の障害によるものである．侵害受容性疼痛と神経障害性疼痛は器質性の痛みで，癌による痛みなどでは，両者が混合している場合もある．

そして，三つめが心理・社会的疼痛である．心理・社会的疼痛は，心理的，社会的要因に影響された痛みであり，非器質性疼痛といわれることもある[23]．

この「心理・社会的疼痛」に関しては，かつては，「心因性疼痛」という病名が用いられており，器質性疾患が除外されたのちに最終的にその病名に落とし込まれていた．こ

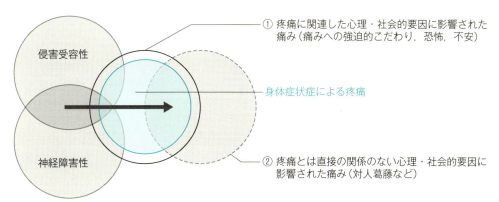

図 2-15 慢性疼痛（特に心理・社会的疼痛）の病態と身体症状症
長期化するにしたがって，痛みの病態の中心が，器質的なものから心理・社会的要因に影響された疼痛に移行してくる．
心理・社会的要因に影響された疼痛には，疼痛とは直接関係のない，何らかの葛藤などから生じる痛みもある．
しかし，その場合も，痛みに対する過度の思考，感情，行動の問題がなければ，DSM-5 では身体症状症とは診断されない．

の心因性疼痛という病名がついた紹介状を今でも目にすることがあるが，この表現は患者には侮辱的なものとして受け取られやすく，心因反応の心因と混乱をきたしやすいことからも，心理・社会的疼痛の用語のほうが適切であろう．一方，精神科医は DSM-5 の身体症状症による疼痛，あるいは ICD-10 の持続性身体表現性疼痛障害という疾患名を用いることが一般的となっている．

　このように，慢性疼痛の器質的ではないものについて，非精神科医と精神科医の間で，疾患名や病態の理解に齟齬や誤解が生じ，混乱をきたしている．
　そこで，慢性疼痛のうち，心理・社会的疼痛と身体症状症の関係について述べる．
　まず，筆者は，心理・社会的疼痛には2つのパターンがあると考える．
　一つめは，痛みそのものと直接関連した心理・社会的要因である．当初は何らかの器質的な疼痛（頸椎ヘルニアによる痛みや骨折後の疼痛など）があったが，長期化するにつれて予期不安をはじめとする疼痛への不安や恐怖，破局的あるいは強迫的なこだわり，回避行動といった心理的な要素が加わる．つまり，当初は器質性な疼痛が主であったものが慢性化し，精神科に紹介される頃には心理的な要因が主となり，中心点が移行しているように思われる（**図 2-15** の①の円）．
　二つめは，疼痛には直接の関係のない，何らかの葛藤などから生じる，いわゆる心因性の痛みである．例えば，大きな心因があり，その後，突発的に疼痛が生じ，それが非常に急速に発展し慢性化するなど，心因性としか思えない経過を有する患者にも，ときとして遭遇する．
　また，家庭や職場での対人葛藤，あるいはその個人の生き方への葛藤などが存在し，痛みと関連している場合が当てはまる．職場の人間関係がストレスとなっている会社員が，月曜日の朝になると激しい腹痛，頭痛に襲われるケースなどがある．虐待やトラウマにより疼痛が生じる場合もある．**図 2-15** では，②の円に該当する．

筆者は，痛みの背景を理解しやすいようにおおよそこの2つに分けることで，精神療法の介入法にも反映させている．

ただし，両者は重なる部分も多い．例えば，疼痛に対する不安が強く，痛みが悪化した（図2-15の①）結果，退職し，社会的な孤立，経済問題，家族関係の悪化などが生じ，本来は疼痛とは直接関係がないはずの心理・社会的要因に影響された痛み（図2-15の②）も加わってくるような場合もある．また，痛みを巡ってもともとのパーソナリティー傾向が顕在化されて周囲の対人関係がうまくいかなくなり，疼痛が増強あるいは維持されるケースもある．いわば，痛みそのものと心理・社会的要因が相互に作用し，がんじがらめになっている状況である．このような患者は，精神科においては少なくない．

では，DSM-5の「身体症状症による疼痛」は，このモデルではどこに位置づけられるのだろう．身体症状症の診断基準からは，図2-15の①のうち，苦痛を伴う，または日常生活に大きな支障をきたすもの（A項目）で，かつ身体症状についての過度の思考，感情，行動の問題があるもの（B項目）であり，①よりも狭いものになる．ところが，実際の臨床場面では，診断基準の閾値下のものも含んだ①全体，さらには①より広い範囲のものが，身体症状症と過剰診断される可能性がある．一方，図2-15の②において，その痛みに対する過度の思考，感情，行動の問題（B項目）がなければ，身体症状症とは診断されないことになってしまう．つまり，このような症例を分類できるカテゴリーがなくなってしまうことになる．これらは，DSM-5の診断基準の問題といえる．

12 痛みが維持されてしまうメカニズム

では，次に，心理・社会的疼痛，身体症状症による疼痛はなぜ生じ，いつまでも持続してしまうのかについて述べる．

慢性疼痛では，例えば，何らかのきっかけで生じた器質的な疼痛を知覚し続けると，痛みや他の身体感覚（些細な痛み，拍動，微かな手足の痺れなど）がさらに鋭敏となり，その痛みはどんどん悪くなるといった過度の予測，ただごとではないことが身体に起こっているといった破局的な認知が活性化されてしまう．

それによって不安，恐怖などの感情が湧き上がると，「再びあの強烈な痛みの波に襲われるのではないか」という，パニック症の予期不安に近い不安が生じる．極端な場合には発作的な強い痛みが一人のときに生じたらどうしようという不安，人前で倒れこんだらどうしようという不安が生じ，広場恐怖と同様の状態になることもある．

そうなると，痛みが悪化するリスクを未然に防ぐために，自宅で安静にしたり，例えば腰痛の場合ならば，腰に振動を与えないようにソロソロと歩いたりする．ベンゾジアゼピン系抗不安薬やNSAIDsなどを，好ましくない多い量まで服用したりすることもある．かつては楽しみであったショッピングやウォーキングは，痛みを予防するという理由でしなくなり，自宅に籠るようになる．

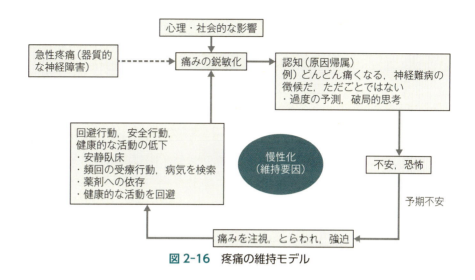

図 2-16　疼痛の維持モデル

　あるいは，別の人は，痛みの原因を突き止めようと躍起になって，あちこちの医療機関を受診したり，webの神経難病の記事に掲載されているチェックリストで該当する項目を数えるであろう．

　こういった安全行動があると，身体に関心が向き，さらに痛みの感覚が研ぎ澄まされ，ちょっとした痛みに過敏になり，痛みを維持させてしまう悪循環（とらわれ）が形成されてしまう（図 2-16）．

　特に，最近ではテレビなどの情報媒体で健康番組がひっきりなしに流れ，webでも容易に医学情報を検索できる環境にある．国民の健康への関心は高まっており，裏を返せば健康不安に絶えず晒されている状況にあり，このような悪循環が生じやすくなっているといえる．

13　身体科医が精神科に紹介するときの対応

　心理・社会的なものが痛みに影響している可能性がある場合，身体科医は精神科に紹介することになるが，ここではそのポイントについて述べる．

　精神科での治療意欲を向上できるように，例えば，「心理的な問題が痛みに作用しているかもしれないので，専門医に一度診てもらいませんか」，「あなたの痛みは，身体の痛みだけでなく脳の誤作動も影響している可能性があるので，専門医と一緒に診ていきたいと思います」といったちょっとした一言が精神科受診への動機になり，うまくつながることも多い．

　「あなたの身体に悪い所は一切ない」，「症状をあまりに心配し過ぎである」，「心配が痛みをつくり出している」などと，あたかも痛みが存在しないかのような（あるいは，誤解される）言い方は，痛みそのもののみでなく患者の人格をも否定することになるので当然ながら禁物である．

14 精神科治療への導入における精神科医の役割の重要性

　では次に，そうやって身体科医から紹介された患者を，今度は精神科医がいかにスムーズに精神科治療にシフトしていくかという点について，順を追って述べる．

　精神科医が慢性疼痛の患者を初めて診察する際には，これまでの経過や受診にまつわる患者の複雑な心情を念頭に置いて接しなければならない．治療初期の時点で良好な医師–患者関係を築けないと，その後の治療にも大きく影響を与えてしまう．まずは，患者に対して，これまで痛みに苛まれてきたことや痛みに対する不安に共感することが必要である．わが身に置き換えて考えても，自分のこの痛みは一向に良くならず，「原因不明」といわれた，あるいは，「心の問題が原因しているかもしれないから」といわれ，精神科に紹介されたとなると，その診察室のドアを開ける不安は，とてつもなく大きいものであろう．

　また精神科医は，本人が身体科医から痛みについてどのように説明を受けて，認識しているのかを確認しておくということも重要である．もしも本人が，「身体の病気ではない，仮病のようにいわれた」と受け取ってしまっていたら，その誤解を正しく修正し，精神科での治療の必要性を説明しなければならない．身体症状症による疼痛の患者は，医療機関を転々として精神科に来ていることがほとんどであり，医療に対する不信感があることも多い．このため，患者に対して，受診に至る経緯への労いと共感的姿勢が求められる．

　一方で，精神科医は，紹介元の情報から，器質的原因がないという前提に立ちつつも，他の身体的な原因がある可能性も念頭に置くことが必要である．

　ただし，ここで大切なのは，（可能性が低いと推測される）器質的な疾患が鑑別できていないことを理由に，紹介元の身体科に安易に押し返したり，他の科に紹介し，精神科での診療は終了，ということをしないことである．これでは，身体科から精神科（医）に期待される役目をまったく果たしておらず，患者および紹介元や紹介先の診療科での精神科医療への不信感を助長させ，その紹介のやり取りに費やした時間，医療費を無駄にしただけとなる．

　そして，痛みは客観的な指標がなく，背景も多岐にわたるため，原因を特定することは容易ではない．そのため，診察室で患者を目の前に，その訴える痛みは何らかの器質的な病態で説明ができないのか，あるいは，何らかの精神疾患による症状なのか，心理・社会的な要因も関連しているのか，それぞれが混合しているのかなどについて，同時並行で検討し，治療の方向性も検討しなくてはならない．

　次のステップとして，精神科医は本人のこれまでの経過を踏まえたうえで，「なぜ，痛みが現れ」，「なぜ痛みが長期にわたって維持されているのか」という病態仮説を立て，それを患者に説明し，さらに，今後の治療の方向性を示さなければならない．この際，患者にわかりやすい医学的説明が必要であるのはもちろんのこと，医師からの一方的な説明（説得）は患者の抵抗感を強めてしまうだけであるため，患者の考えも適宜確

認しながら，痛みに対して患者と協働的に治療する姿勢が必要である．

以上を初診時に行わなければならないので精神科医にとっては多大な労力も要する．しかし，医療の最後の拠り所として受診した慢性疼痛の患者に対して，精神科医の担う役割は重要であり，精神科医としての使命を果たすべきであろう．

15 精神科における精神療法の原則

痛みが慢性化し治療が難渋している理由には次の2つのパターンがあり，精神療法的なアプローチは，それぞれの病態に沿って進めることが必要であると筆者は考えている（図2-17）．

一つめは，痛みそのものに対する強迫的こだわり，不安，恐怖が強い場合である．このような病態には，痛みに対するCBTが有効である．治療のターゲットは比較的シンプルなので，おそらく，ペインクリニックなどの身体診療科での医療者による支持的な接し方，疾患の教育，プログラム化されたCBTでもある程度はスムーズに治療が進展し，精神科に紹介されることなく，治療が終結しているケースも多いと思われる．

二つめは，例えば，家族間の葛藤といった疼痛とは直接の関係のない心理・社会的な問題によって痛みが増強されている場合である．患者は何らかの心理・社会的な問題が，痛みに影響を与えていることを洞察できていなかったり，ストレスがある状況を認識できておらず，そのために痛みがいつまでも持続したり，悪化していることが多いように思われる．

この場合の治療では，根本的には，言語化や環境調整を含めて，心理・社会的な要因の扱いが必要となる．ただし，患者は痛みに作用している要因を認識できていないの

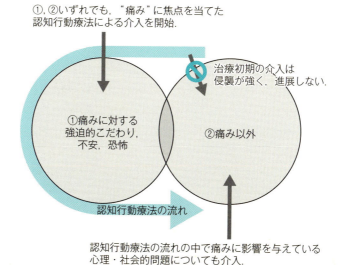

図2-17　精神科での痛みの捉え方と精神療法の介入点
①，②は，図2-15の①，②とも関連している．

で，治療場面で心理・社会的な要因をいきなり扱うことは，患者への侵襲も強く，その後の医師-患者の治療関係が悪くなる可能性があるので控えるべきであろう．ここを医療者が焦って性急に介入すると，患者にとっては痛みの問題で受診したのに，それとは無関係な心理・社会的な問題にいきなり介入されることになり，治療抵抗が出てしまい，治療中断に陥る．医療者は痛みが維持している機制を見立てたうえで，当面はそれを頭の中に留め，まずは患者との治療関係の構築を重視していくことが，その後のスムーズな治療の進展に大切である．

では，こういった二つめのケースでは，具体的に治療をどうするかということだが，本人は痛みに困っている訳であるから，最初は痛みをターゲットにしたCBTを導入することが適切と思われる．治療が進展するにつれて問題解決療法などを用いていくが，その過程で，対人関係など心理・社会的の問題が浮上してくる．患者がその問題を意識化できない場合であっても，医療者と痛みの変動を捉えたり，日々の生活状況を確認する作業を行う中で，ふと語られてくることがある．そのときに心理・社会的な要因（先の例では，家族間の葛藤の問題）について扱っていくことが望ましい．

医療者は，患者を見立てたうえで，治療を何の目的で行って，今どの段階で何を扱っているのかを常に確認しておくことが大切である．患者は，指導者の医療者とともに，これから初めての大海原に出航しようとしているのだから，指導者がどちらの方向にどういった根拠で進むのかを検討し，理解しておくことは当然のことである．

身体症状症の治療と回復
[40歳代，男性]

事務職に22年間従事している．妻，3歳の子どもとの3人暮らし．35歳頃，腰痛のため整形外科を受診し，非ステロイド性消炎鎮痛剤 non-steroidal anti-inflummatory drugs (NSAIDs) の貼付により1ヵ月ほどで改善したことがある．3年前から腰痛が再び生じ，腰椎椎間板狭窄症は疑われたものの明らかなものではなく，保存的治療で経過観察となった．NSAIDsでは痛みは改善せず，2年前からは両側の腸骨稜から殿部にかけて灼熱感を伴った痛みも加わるようになった．

3ヵ月前からは左大腿内側に痺れた感覚も知覚され，ペインクリニック，脳神経内科を受診したが，異常所見はなかった．2ヵ月前には坐位を保てなくなり休職した．整形外科でトラマドール，プレガバリン，デュロキセチンを処方されたが効果なく，かろうじて効果があったエチゾラムの服用量が増加し，頓服が増えるようになった．不安，睡眠障害，動悸，息切れも出現し，精神科を勧められて受診となった．

痛みの悪化への不安，焦燥感が強く，診察室でも痛みのために座れず中腰で話す状態であり，患者の対処法は，エチゾラムの頓用であった．身体症状症による疼痛および不安状態と診断し，エスシタロプラム10 mgを開始，3週間後20 mgに増量した．

心理・社会的な背景を問うと，当初は「痛み以外のストレスは特にない」と関連を否定していたが，職場のようすを聞くと，痛みの悪化に伴って仕事の能率が低下し，上司から叱責されたり「なぜ痛いのか？」と痛みの原因を問い詰められている状況であった．患者は，仕事中に痛みが強まらないか，上司に叱られないかと怯え，仕事に手がつかないという悪循環に陥って

いた．終日にわたり痛みを反芻し，痛みや"痛みの予感"を少しでも感じるとすぐにエチゾラムを服用していた．

診察の場では，エチゾラムの服用は一時的な不安，痛みの軽減に過ぎないことを確認し，痛みの変動を捉えることを課題とした．すると，痛みは読書，子どもと遊ぶ，思い切って入浴したときにわずかに軽減していたため，それらの時間の拡大を図った．エチゾラムは減量することが必要と患者も理解し，頓用の回数を徐々に減らし，やがて服用しなくなった．

1ヵ月後，坐位は10分間可能となり，外出を開始した．痛みが予想した通り悪化するか検証したが，"思っていたほど痛みは悪化しない"ことに気づけるようになった．診察では，職場では自分の意見を述べることが苦手で，過度に萎縮していると語り，痛みは職場で悪化することが多く，過度の緊張が痛みを助長させていることを自ら洞察できるようになった．数ヵ月後には痛みをほぼ意識しなくなり，坐位は60分間に延びた．その後，リワークプログラムに参加し，復職となった．

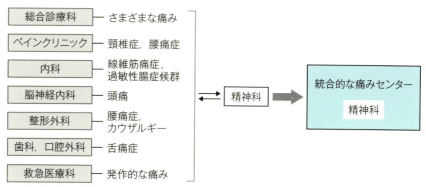

図2-18 痛み治療は，診療科単位から統合的な痛みセンターへ

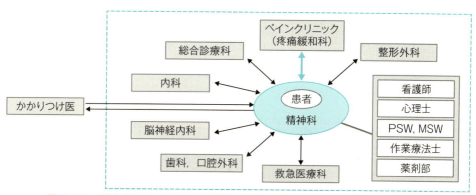

図2-19 統合的なシステムが未構築の医療現場で期待される，精神科の役割

精神科（医）は，情報を集約し，精神医学的見地から痛みが持続している病態を見立て，今後の治療の方向性をリードしていく役割，医療全般のハブとしての機能を果たすことが望まれる．
PSW：psychiatric social worker（精神保健福祉士）
MSW：medical social worker（医療ソーシャルワーカー）

16 精神科医と他診療科の協働的治療

　近年は，痛みの集学的治療を行う"統合的な痛みセンター"が全国に複数箇所設立されてきている（図2-18）．ここでは，痛みを専門とする医師，看護師，心理士，リハビリテーションスタッフなどからなるチーム医療が行われており，CBTなども導入している．

　筆者の所属する病院では，痛みセンターはまだ設立されていないが，疼痛緩和科と協働治療を行っている．疼痛緩和科では痛みに対する身体的治療が行われ，精神科・心療内科では痛みに対する薬物療法，CBT，さらに痛みを変動させている心理・社会的背景を扱い，随時両科が情報共有して方向性をその都度確認している．

　このような協働治療において，精神科（医）は，各専門家からの情報を集約し，これまで述べてきたような精神医学的見地から，痛みが持続している病態を見立て，今後の治療の方向性をリードしていく役割を果たしていくべきであろう．そして，他診療科，地域のプライマリケアといった医療全般へのハブとして機能することが望まれる（図2-19）．

〈富永敏行〉

文献

1) 厚生労働省政策統括付参事官付世帯統計室：平成28年国民生活基礎調査の概況，厚生労働省，2017．https://www.mhlw.go.jp/toukei/saikin/hw/k-tyosa/k-tyosa16/dl/16.pdf
2) Inoue S, et al：Chronic pain in the Japanese community--prevalence, characteristics and impact on quality of life. Plos One 10（6）：e0129262. doi：10.1371/journal.pone.0129262. eCollection 2015.
3) American Psychiatric Association：Diagnostic and statistical of mental disorders, 5th ed. American Psychiatric Publishing, 2013.（日本精神神経学会 日本語版用語監修，高橋三郎他 監訳，染矢俊之他 訳：DSM-5 精神疾患の診断・統計マニュアル．医学書院，2014）
4) de Waal MW, et al：Somatoform disorders in general practice：prevalence, functional impairment and comorbidity with anxiety and depressive disorders. Br J Psychiatry 184：470-476, 2004.
5) Fink P, et al：Somatization in primary care. Prevalence, health care utilization and general practitioner recognition. J Psychosomatics 40（4）：330-338, 1999.
6) Kirmayer LJ, et al：Three forms of somatization in primary care：prevalence, co-occurrence and socio-demographic characteristics. J Nerv Ment Dis 179（11）：647-655, 1991.
7) Wittchen HU, et al：The size and burden of mental disorders and other disorders of the brain in Europe 2010. Eur Neuropsychopharmacol 21（9）：655-679, 2011.
8) American Psychiatric Association：Diagnostic and Statistical of Mental Disorders, 4th ed., Text Revision（DSM-IV-TR）. American Psychiatric Publishing, 2000.（高橋三郎他 訳：DSM-IV-TR 精神疾患の診断・統計マニュアル，医学書院，2002）
9) Gillespie NA, et al：The genetic aetiology of somatic distress. Psychol Med 30（5）：1051-1061, 2000.
10) Tominaga T, et al：Relationship between alexithymia and coping strategies in patients with somatoform disorder. Neuropsychiatr Dis Treat 10：55-62, doi：10.2147/NDT.S55956, 2014.
11) 富永敏行他：心療内科外来を受診した身体表現性障害の臨床的特徴．心身医学 47（11）：947-954, 2007.
12) Barsky AJ, et al：Somatization increases medical utilization and costs independent of psychiatric and medical comorbidity. Arch Gen Psychiatry 62（8）：903-910, 2005.
13) 野間俊一：DSM-5によって失われた身体症状症に関連する歴史的概念．精神科治療学 32（8）：997-1002, 2017.
14) 磯村周一他：身体症状症の概念．精神科治療学 32（8）：991-995, 2017.
15) James D, et al：Prevalence of chronic pain and high-impact chronic pain among adults—United States, 2016. MMWR Morb Mortal Wkly Rep 14（67）：1001-1006. doi：10.15585/mmwr.mm6736a2, 2018.

16) Frances A：The new somatic symptom disorder in DSM-5 risks mislabeling many people as mentally ill. BMJ 346：f1580. doi：10.1136/bmj.f1580, 2013.
17) de Waal MW, et al：Somatoform disorders in general practice：prevalence, functional impairment and comorbidity with anxiety and depressive disorders. Br J Psychiatry 184：470-476, 2004.
18) Kroenke K, et al：The patient health questionnaire somatic, anxiety, and depressive symptom scales：a systematic review. Gen Hosp Psychiatry 32（4）：345-359, 2010.
19) Löwe B, et al：Depression, anxiety and somatization in primary care：syndrome overlap and functional impairment. Gen Hosp Psychiatry 30（3）：191-199, 2008.
20) Bekhuis E, et al：The impact of somatic symptoms on the course of major depressive disorder. J Affect Disord 205：112-118, 2016.
21) Hollander E, et al：Obsessive-compulsive spectrum disorders：an overview. Psychiatr Ann 23（7）：355-358, 1993.
22) 厚生労働行政推進調査事業費補助金慢性の痛み政策研究事業「慢性の痛み診療・教育の基盤となるシステム構築に関する研究」研究班 監修，慢性疼痛治療ガイドライン作成ワーキンググループ 編集：慢性疼痛治療ガイドライン＝clinical practice guidline for chronic pain. 慢性疼痛治療ガイドライン作成ワーキンググループ，真興交易(株)医書出版部，2018.
23) 半場道子：慢性痛のサイエンス 脳からみた痛みの機序と治療戦略. 79-95, 医学書院, 2018.

第3章

慢性疼痛の精神科での治療の実際

A. 薬物療法

1 薬物療法を行ううえでの慢性疼痛の分類

慢性疼痛の分類はさまざまなものがあるが，薬物療法を行う目的では以下のように病態によって分類するのが妥当であろう．これらの鑑別は容易でないため，「慢性疼痛」とひとくくりで論じられていることが多いが，そのために議論が錯綜している．また，薬物療法を行ううえでは，これらを分けて考える必要がある．

- **神経障害性疼痛や「中枢性感作」による疼痛**

脊髄後角や脳の各所における神経可塑性に基づく疼痛伝達の増強が主因である．線維筋痛症 fibromyalgia（FM）において想定されている病態である．

- **うつ病による疼痛**

下行性疼痛抑制系の機能低下による疼痛の増強という理論で説明されることが多いが，その理論が拡大解釈され，ごく軽度のうつ状態にも援用されていることが問題である．

- **身体症状症による疼痛**

臨床上，最も問題になるものと思われる．当初は器質的な疼痛であり，慢性化に伴い疼痛への不安・恐怖や強迫等の心理的因子が加わり，それが病態の中心になった症例も，身体症状症として扱うべきであると考える．

以下，これらの分類に沿って慢性疼痛の薬物療法を論じるが，論述の対象は精神科関連の薬物に限定し，非ステロイド性消炎鎮痛剤 non-steroidal anti-inflammatory drugs（NSAIDs）やオピオイドに関しては論じない．

また，本章で記載した薬剤のうち，わが国での適応は，デュロキセチン duloxetine（DLX）がうつ病・うつ状態，糖尿病性神経障害に伴う疼痛，FM に伴う疼痛，慢性腰痛症に伴う疼痛，変形性関節症に伴う疼痛に対して，プレガバリン pregabalin（PGB）が神経障害性疼痛，FM に伴う疼痛に対して有しているのみであり，それ以外はすべて適応外処方であることに留意されたい．また，紙面の都合で副作用に関しては割愛するが，添付文書等を参照され，投与に際してはリスクとベネフィットを考慮されたい．

2 神経障害性疼痛および中枢性感作による慢性疼痛への薬物療法

すでに成書や論文で述べられているため，ここでは要点を記載するに留める．
精神科関連の薬剤で有効性が確立しているのは，抗うつ薬と抗てんかん薬である．

抗うつ薬は，抑うつがない場合も有効で，下行性疼痛抑制系への作用が中心であり，セロトニン 5-hydroxytryptamine (5-HT) よりもノルアドレナリン noradrenaline (NA) を介するものが重要とされている．このため，三環系抗うつ薬 tricyclic antidepressants (TCA) やセロトニン・ノルアドレナリン再取り込み阻害薬 serotonin noradrenaline reuptake inhibitors (SNRI) は有効だが，選択的セロトニン再取り込み阻害薬 selective serotonin reuptake inhibitors (SSRI) の有効性は乏しいとされている．

さらに，TCAは，ナトリウムチャネル，オピオイド受容体，NMDA受容体への作用も有しているため，有効性が最も高く，特にアミトリプチリン amitriptyline (AMP) が用いられることが多いが，副作用も多い．

このため現在はSNRIが主流となっており，その中で最もエビデンスがあり使用されているのはDLXである．ただし，NAへの作用からミルナシプラン milnacipran (MIL) も有効と考えられる．一方，ベンラファキシン venlafaxine (VEN) は 5-HT に対する作用が中心であるにもかかわらず，低用量での有効性が示されており[1]，これはオピオイド受容体への作用によるものと推定される[1]．

選択的ノルアドレナリン再取り込み阻害薬であり，注意欠陥多動症 attention deficit hyperactivity disorder (ADHD) 治療薬のアトモキセチンも有効な可能性はあるが，現時点では動物実験しか報告はない[2]．

また，ノルアドレナリン作動性・特異的セロトニン作動性抗うつ薬 noradrenergic and specific serotonergic antidepressants (NaSSA) であるミルタザピン mirtazapine (MTZ) は，その α_2 受容体拮抗作用がシナプス後よりも前（自己受容体）への方が大きい[3]．そのため，下行性疼痛抑制系において伝達の阻害よりもNA放出による促進の方が上回るので，効果はありえると考えられ，いくつかのエビデンスもある[4]．ただし，FMに関するコクランのシステマティックレビューでは有効性が疑問視されている[5]．症例により上記2つの作用のバランスが異なるために，十分な効果が得られない場合もあるのかもしれない．

抗てんかん薬も疼痛に有効だが，中でも最もエビデンスがあり使用されているのはPGBである（ただし，わが国では抗てんかん薬としての適応はない）．

その他の薬剤として，抗精神病薬のうちアリピプラゾール aripiprazole (APZ) は，D_2 受容体の部分作動薬のため，シナプス後 D_2 受容体を刺激し，疼痛を抑制するドパミン dopamine (DA) 神経系の活動を高めることによって，鎮痛効果が生じることが期待されている．ただし，理論上，自己受容体の刺激を介し，鎮痛に必要な phasic な DA 放出を抑制してしまう可能性がある[6]．また，現時点でのエビデンスは舌痛症を中心とする症例報告に限られている[7]～[9]．さらに，APZによる疼痛の改善は，D_2 受容体の刺激によるうつ病への効果や，逆に D_2 受容体拮抗作用による，後述する身体症状症における強迫の病態への効果に基づくものである可能性もありうる[10]．よって，ある意味では疼痛関連のさまざまな病態に万能という可能性が考えられるが，一方で治療的診断が困難になってしまう．

同じくDA系でADHD治療薬であるメチルフェニデートも，理論上，DAの再取り

込み阻害作用や tonic な DA 放出の促進によって，APZ と同様に自己受容体の刺激を介し鎮痛に必要な phasic な DA 放出を抑制してしまう可能性がある[6]．実際，健常人の疼痛刺激への閾値を上げるという報告[11]の一方，術後の疼痛への有効性を否定する報告[12]もある．また，ADHD に伴う疼痛への投与に関しても，アトモキセチンとともに有効性が報告されており[13]，疼痛への過敏性の改善効果があるとされているが[13),14)]，逆に疼痛への鈍感さを改善するという報告もみられる[15]．このため，現時点ではメチルフェニデートの疼痛への有効性に関しては結論を出すことができず，安易な使用は慎まれるべきであると考える．

また，アルツハイマー型認知症の治療薬であるメマンチンは，神経可塑性に関与する NMDA 受容体に対する拮抗薬であるため，理論上は慢性疼痛への有効性が期待される．ただし，無作為化比較対照試験 randomized controlled trial（RCT）は少なく，結果も一貫していない[16]．

3 うつ病による疼痛への薬物療法

DLX が有効である．うつ病の改善を介しての効果のみならず，下行性疼痛抑制系を介する直接の鎮痛作用があることが報告されている．

また，このことと関連し，全般性不安症 generalized anxiety disorder（GAD）およびその疼痛にも DLX が有効である．GAD はうつ病に近縁の病態のため，SSRI のみならず DLX も有効である[17]．そして，GAD は筋緊張による肩こり等の疼痛を伴いやすいが，DLX はこの疼痛に対しても直接の鎮痛効果を有することが示されている[18),19)]．

4 身体症状症への薬物療法

身体症状症による疼痛に関して論じる前に，身体症状症一般への薬物療法に関して述べておく．

身体症状症の薬物療法に関する知見は，学会や学術誌で特集されることも少ないため，十分浸透していない．また，身体症状症の治療は容易とはいえないことや，その身体症状の訴えの強さや執拗さのため，苦手意識をもつ精神科医は多い．このため，漫然とした継続処方や場当たり的な対症療法が行われている場合も少なくなく，精神科が他科に十分貢献できているのか疑問がある．このため，精神科医には身体症状症の薬物療法に関して，ぜひともレベルアップして欲しい．また，他科の医師にも，薬物療法についての知識は精神科への紹介が困難な場合に役立ち，精神科での薬物療法の目的やその可能性を理解することは，連携において意義があると考える．

なお，わが国においては身体症状症の薬物療法の文献は少ないため，欧米での知見とともに筆者自身の研究結果を紹介する．紙面の制限があるため，詳細は筆者の総説を参照されたい[20),21)]．

表 3-1 身体症状症および関連症群の病態とその典型例の特徴

	強　迫	不安・恐怖	怒　り
代表疾患	病気不安症（心気症）	身体症状症	
症　状	持続, 単一	間欠, 多彩	さまざま
言　動	こだわりによる言動（入念な情報収集，細かいメモ，執拗な質問）	被暗示性の強さ（サプリメントや民間療法が有効）情動不安定性	怒りの表出（他罰的な発言，恨めしげな表情）
パーソナリティ	強迫性	演技性	未熟性

a. 薬物療法を行ううえでの病態の分類

　筆者は，薬物療法の目的に限定した場合，身体症状症および関連症群の病態を強迫，不安・恐怖，怒りの3つに分類するのが実用的と考えている．

　強迫による病態は，病気不安症（心気症）が典型例である．病気不安症は，強迫症 obsessive-compulsive disorder（OCD）と，重篤な疾患に罹患しているのではないかという反復的な観念，反復的な確認行為（受診・検査による身体状態の確認，友人・家族・医療従事者などの他者，医学書，インターネットを介する確認）といった症候学的な近縁性，comorbidity の高さ，遺伝的な共通性を有しており，強迫スペクトラム障害 obsessive-compulsive spectrum disorders（OCSD）と考えられている．また，身体症状症の病態として指摘される身体感覚増強 somatosensory amplification は，強迫から，身体感覚への過剰な注意を介して，身体感覚が過敏になり生じる病態と解釈することが可能である．このため，病気不安症（心気症）だけでなく，これに近縁の病態である身体症状症も，かなりの症例が強迫による病態を有する．強迫による病態の場合は，原因精査を求めることが多く，身体症状は持続性で種類が少ないことが多い．

　不安・恐怖による病態の場合は，身体症状に変動があることが多く，典型的には特定の状況で身体症状が誘発される．身体症状が多彩なことも多い．

　怒りによる病態の場合は，近年では，怒りは必ずしも抑圧されておらず，診察場面にも表れる．ただし，うつ病に関する安易な情報提供（製薬会社のキャンペーン，マスコミ報道，ネットでのうつ病チェックリストなど），および内省力の低下のため，怒りが抑うつとして訴えられる場合もあり，注意を要する．なお，この病態は厳密には DSM-5 では身体症状症には分類されないことになる（第2章B節参照）．しかし，DSM-IV-TR までは身体表現性障害に含まれ，臨床的には身体症状症と同様，心理・社会的疼痛に分類される病態のため，ここでは身体症状症の一つとして論じた．

　以上の3つの病態について，その他の特徴も合わせ，表3-1 にまとめておく．

　なお，時間経過とともに病態が移行し，発症因子と持続因子が異なる場合も少なくないが，その場合，現在の病態すなわち持続因子をターゲットに治療すべきである．

b. 強迫に対する薬物療法

　欧米ではOCDと同様，病気不安症（心気症）に対してのSSRIの有効性が，プラセボ対照のRCT[22),23)]をはじめとして多数報告されており，うつ病の合併に無関係とされている[24)]．よって，病気不安症（心気症）と近縁の病態である身体症状症にもSSRIが有効である可能性がある．

　筆者らも55例に対しフルボキサミンfluvoxamine（FLV）[25)]，88例に対しパロキセチンparoxetine（PRX）[26)]の投与を行い，身体症状症[*1]への有用性を確認している．対象はベンゾジアゼピン系抗不安薬benzodiazepine anxiolytics（BZD）での効果不十分例とし，他の精神障害の合併例や葛藤による症例は除外した．プラセボ効果も含まれるとは思われるが，有効率（自覚症状が50％以上改善した患者の割合）は80％以上と高かった．対象患者の選択基準から，不安や抑うつに対してではなく，強迫に対する効果と思われた．平均投与量はFLVが約150 mg，PRXが約30 mgであり，OCDの場合と同様，比較的高用量を要すると考えられ，仮面うつ病や軽症うつ病と判断して低用量のままにとどめてしまうと効果が得られない可能性が高い．また，難治性である口腔内の症状や，FLVとPRXの切り替えの検討[27)]では，PRXのほうが有効であった．一方，副作用はFLVよりもPRXのほうが多かった．

　エスシタロプラムescitalopram（ESC）に関しては，OCDに対するRCTで承認用量の上限である20 mgは，PRX 40 mgと同等あるいはそれ以上の効果が報告されているが，last observation carried forward（LOCF）での解析であり，PRXの中断率がESCより高かったことが結果に影響を及ぼした可能性がある．また，この研究でPRXは最高用量（わが国では50 mg，海外では60 mg）ではない．さらに，OCDに対して20 mgよりも高用量のほうが有効であることも報告されている[20)]．よって，一部の症例には用量が不足し，PRXと比べて効果が不十分な可能性はある．筆者の経験でも，FLVからの切り替えではさらなる改善が得られるが，PRX 50 mgからの切り替えでは悪化する傾向があり，逆にESCからPRXへの切り替えで改善する症例がみられる．副作用はPRX，FLVのいずれよりも少ない．

　セルトラリンsertraline（SER）に関しては，承認用量が海外の200 mgに比べ国内では100 mgまでと低いため，効果が不十分な可能性が高い．ただし，副作用は少ない．

　以上，SSRIの有効性と安全性に関して図3-1に総括しておく．

　その他の抗うつ薬として，SNRIに関して述べると，DLXはトランスポーターへの親和性がNAよりも5-HT優位なことから，身体症状症にも有効なのではないかと想像される．しかし，臨床的には基礎研究よりもNA優位になるため，有効性は低くなると考えられ，実際に身体症状症へのエビデンスも乏しい．一方，VENはDLXよりも5-HT優位であるため，OCDへの有効性もあり，身体症状症[*1]へのエビデンスもあ

[*1]：身体表現性障害

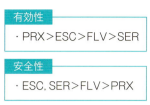

図 3-1　身体症状症の強迫に対する各種 SSRI の差異

る[1]．また，TCA は，エビデンスに乏しい．

　SSRI の効果発現を早めるためには，NaSSA である MTZ の併用による 5-HT 放出作用が利用できる[28]．難治例への効果の増強に関しては，PRX 高用量への併用の場合はすでに 5-HT への作用が頭打ちになっており期待し難いが，低用量やその他の SSRI への併用の場合は可能性はありうる．

　難治例に対しては，SSRI 抵抗性 OCD に準じて，抗精神病薬の併用による増強療法が有効である[29)～32)]．この場合，純粋に強迫の病態であれば D_2 受容体拮抗作用の強いものが有効であり，ブロナンセリンが推奨される[30),32)]．前述の APZ もこの目的で使用可能であるが[31)]，D_2 受容体の拮抗薬でなく部分作動薬であるため，効果はやや弱い[30),32)]．一方，身体症状症の場合は強迫単独ではなく不安・恐怖の病態が併存している場合が多く，その際は後述の通り鎮静作用を有する抗精神病薬が有効である[30)]．

　OCD の場合は，皮質-線条体-視床-皮質 cortico-striato-thalamo-cortical（CSTC）回路において，眼窩前頭前皮質から腹側線条体へのグルタミン神経による過剰な刺激が指摘されており[33)]，その改善を目的とした先述のメマンチンの SSRI やクロミプラミンへの併用の有効性が RCT にて報告されている[34),35)]．ただし，SSRI 抵抗性 OCD に対するエビデンスや身体症状症へのエビデンスはなく，筆者も SSRI 抵抗性の身体症状症にメマンチンを投与した経験はあるが，明らかな有効性を実感できていない．

C. 不安・恐怖に対する薬物療法

　BZD は，有効であり，わが国ではよく使用されている．また，速効性もあるが，一方でそれにより心理的な依存が生じうるし，「不安は除去すべきもの」という思考を強化し，不安に自らを曝露することへのモチベーションを低下させ，認知行動療法 cognitive behavioral therapy（CBT）の実施の妨げになる可能性がある．実際，パニック症において，BZD の使用は CBT 終了後の転帰を不良にすることが示されている[36)～39)]．特に頓用は，安全希求行動となり，不安の持続や増大を招くため，CBT の効果を低下させ[39)]，減薬中止が困難になる可能性も低くはない．このことは身体症状症にも当てはまると考えられる．さらに，これに BZD 自体の薬理作用による依存性が加わるため，大量の BZD を服用し減薬中止に抵抗する患者に遭遇することも少なくない．このため，BZD の処方には慎重でなければならず，漫然投与は慎み，減薬中止に取り組むべきである．しかしながら，BZD が身体科で処方されていることもあり，薬手帳や診療録で処方内容を確認し，他科の医師と相談して向精神薬は精神科で処方するといった対策を

行っているが，多忙な診療の中ではこれが困難な場合もありうる．薬局等で処方内容を一括管理するシステムが望まれる．

SSRI も当然ながら有効である．実際，不安・恐怖による病態と推定される多症状性の身体症状症*1 への ESC の有効性が RCT で実証されている[40]．また，予期不安に対する効果もあるため，BZD よりも有効な可能性が高い．さらには，速効性や薬理学的な依存性がないため，依存が生じるリスクが低い．その他の抗うつ薬として，SNRI や TCA は，強迫に関して述べたことがおおむね当てはまる．

不安・恐怖が強い症例においては，情動不安定性を伴う場合もあり，その際は抗精神病薬の鎮静作用が有効である．特に，多元受容体作用抗精神病薬 multi-acting receptor targeted antipsychotics（MARTA）であるクエチアピン，オランザピン，アセナピンなどが有効であると考えられる．

PGB は，わが国では疼痛への適応しか取得していないが，不安・恐怖の中枢である扁桃体におけるグルタミン酸神経の過剰反応を抑制し，不安・恐怖にも有効である[41]．このため，海外では多数の臨床試験で不安障害への有効性が示されている．よって，不安・恐怖による身体症状症への有効性が示唆され，実際，ケースシリーズの報告もある[42]．筆者も有効例を経験しており，その一部を報告している[43]．

d. 怒りに対する薬物療法

怒りに対して薬物療法を行うことに対しては異論もあろう．薬剤による怒りの緩和によって葛藤を解決するのは，本人の適切な怒りの表出や葛藤解決の能力獲得の機会を奪ってしまうからである．ただし，先述の通り，怒りの表出が困難な症例は減少しており，むしろ，怒りの感情の表出により，葛藤の対象あるいは周囲の人々との関係が悪化していることが多い．怒りの感情が治療者に向けられ，治療関係の維持が困難になる場合もある．また，仮に本人が怒りを健全な形で表現することができたとしても周囲がそれを受け入れず，本人が怒りの感情を抑制するしかない状況だが，それが容易ではないという場合もありうる．よって，必ずしも怒りの表出をさせることが適切とはいえない．このため，筆者は，本人の同意のうえで薬物療法を行うことも選択肢の一つであり，場合によっては積極的に行う必要もあると考える．

抗精神病薬や漢方薬が，その鎮静効果により，怒りの感情を緩和する効果があり，怒りの感情により生じた身体症状症に対して有効である．

抗精神病薬は，薬理学的プロファイルと筆者の臨床経験から，鎮静作用の強い MARTA が有効であると考えられる．

漢方薬は，抑肝散が使用されることが多い．虚証の場合や消化器症状を伴う場合は抑肝散加陳皮半夏，高血圧や赤ら顔を伴う場合は黄連解毒湯，ほてり・発汗，多彩な愁訴，不安，抑うつなどを伴う場合は加味逍遙散の使用が考えられる．

以上，身体症状症の薬物療法に関して論じた．薬剤選択の要点を**表 3-2** にまとめておく．

表 3-2　身体症状症の病態による薬剤選択

強　迫	不安・恐怖	怒　り
SSRI	SSRI	漢方薬
効果発現の迅速化 → NaSSA の併用	BZD	
	PGB	
難治例 →抗精神病薬の併用（D_2 受容体拮抗作用の強いもの）	抗精神病薬 （MARTA）	抗精神病薬 （MARTA）

5　身体症状症による疼痛への薬物療法

　身体症状症による疼痛には，神経障害性疼痛等とは反対に，そして他の身体症状症と同様に，NA 系よりも SSRI をはじめとする 5-HT 系の抗うつ薬のほうが有効である．

　TCA の AMP の身体症状症による疼痛*2 の治療に関する報告は，その鎮痛効果の高さとは矛盾する結果になっている．プラセボ対照 RCT で有効性が報告されているが，一部の指標や解析方法に限られており[44]，コクランのシステマティックレビューでは有意な効果はないと評価されているのである[45]．

　一方，SSRI の fluoxetine は，鎮痛効果は弱いとされているにもかかわらず，身体症状症による疼痛*3 に対してはプラセボ対照 RCT で有効性が示されている[46]．

　各薬剤間の比較試験においては，SSRI の citalopram のほうが選択的ノルアドレナリン再取り込み阻害薬である reboxetine よりも有効であったという報告[47]，5-HT に比較的選択的なクロミプラミンが NA に比較的選択的なマプロチリンよりも有効であったという報告[48]，PRX と MIL の比較において一部の指標では PRX は有意に改善したが，MIL は有意な変化はなかったという報告[49]がある．

　筆者らの研究でも SSRI の有効性は，疼痛患者とその他の身体症状症*1 の患者で差がなかった[25),26)]．

　以上から，身体症状症による疼痛は，他の身体症状症と同様に，強迫や不安・恐怖による病態が多い可能性が高い．下行性疼痛抑制系の賦活作用が強い NA 系の薬剤の効果が乏しいのは，そもそも身体症状症はあくまで大脳内部で生じており，末梢から上行する疼痛刺激の強さから生じているものではないのだから当然といえよう．

　SNRI の中では，5-HT への作用が強い VEN は有効な可能性がある．VEN は，先述の通り直接の鎮痛効果もあり，うつ病の疼痛への効果も期待できるため，慢性疼痛全般に有効かもしれない．ただし，改善が生じた機序，さらには病態が不明のままになってしまう可能性がある．逆に，DLX は 5-HT への作用が不足し，有効性は期待し難い．実際，慢性腰痛症の国内第Ⅲ相試験において，対象者の抑うつは軽度以下であったが，

---

*2：慢性の難治性，心因性の疼痛
*3：持続性身体表現性疼痛障害

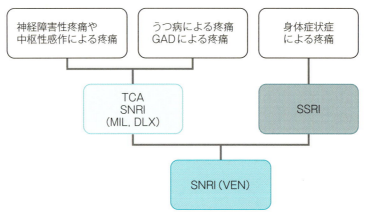

図 3-2　慢性疼痛の病態による抗うつ薬の使い分け

　その中で抑うつや精神科的問題を有する患者は，DLX による疼痛の改善が少なかった．これは，そのような患者が実は身体症状症だったためなのではないかと推測される．
　つまり，慢性疼痛への抗うつ薬の選択に関して，神経障害性疼痛や中枢性感作による疼痛，うつ病や GAD による疼痛の場合は TCA や SNRI，身体症状症による疼痛の場合は SSRI や，SNRI のうち VEN が有効であると考えられる（図 3-2）．
　また，症状の変動がある場合は，不安・恐怖による病態が推定されるため，PGB が有効な可能性があり，慢性疼痛への PGB の有効性の一部は，このような機序によるものである可能性がある．
　その他，身体症状症の強迫および不安・恐怖への薬物療法で記載した内容が応用できる可能性はあり，筆者も有効例を経験しているが，現時点ではエビデンスはない．
　怒りによる身体症状症について先に述べた内容は，疼痛に関してももちろんありうるし，これが「疼痛行動」といわれているものの一部をなすと思われる．それに加え疼痛の場合は，おそらく苦痛の強さのために怒りが生じている患者が多く，それが疼痛に影響を与えているか否かは別としても，周囲との関係や治療関係には影響を及ぼし，その改善を目的とした抗精神病薬や抑肝散等の漢方薬が意味を持つ可能性がある．
　以上のように，身体症状症による疼痛の場合は，神経障害性疼痛等の慢性疼痛とは異なる身体症状症一般に準じた薬物療法を行う必要があると考えられる．しかし，実際は，身体科のみならず精神科においても，身体症状症による疼痛に対して，「疼痛に有効」という安易な理由で DLX が使用されていることが少なくなく，推奨されている場合すらある．このような状況はきわめて残念といわざるを得ない．

TCA や SNRI による鎮痛効果がなく，強迫的こだわりに対する SSRI を中心とする治療が有効だった症例

［50 歳代，女性］

　元来神経質，几帳面，潔癖症．

　3 年前の頭部外傷後から頭痛，顔面の違和感．症状は変動なく持続的．

　総合病院の脳神経外科，整形外科，耳鼻科で異常なし．接骨院で電気治療を行ったところ悪化．近医ペインクリニックに通院し，AMP 30 mg を投与されたが改善なく中止．近医精神科で DLX 40 mg まで投与されたが悪化し中止．このため，近医ペインクリニックから紹介され，当科受診．

　初診時，礼節保たれ，返答も的確，情動安定．身体症状症と診断．強迫的なパーソナリティ傾向を背景として，頭部外傷による心気的不安で症状出現，強迫的こだわりにより症状が持続しているものと考えた．

　ESC 20 mg 投与したが，十分に改善せず，抗精神病薬を投与したが，振戦の副作用．このため，NaSSA（MTZ 30 mg）の併用を行ったところ，2 週間後には「痛みが気にならなくなってきて忘れている時間帯が出てきた」と改善傾向．1 ヵ月後には症状消失した．TCA や SNRI による鎮痛効果はなかったが，強迫的こだわりに対する SSRI と NaSSA の併用が有効であったと考えられた．

 帯状疱疹への不安から疼痛が出現し，PGB が有効だった症例

［70 歳代，女性］

　元来，明るく社交的，訴えがオーバー，人に騙されやすく，霊感があるという．

　夫の借金で不安状態になり，精神科で治療を受けたことがある．

　3 年前に左胸の帯状疱疹．疼痛を含め，短期間で改善．しかし，不安になり帯状疱疹に関してあれこれ調べたという．

　2 年前に左の胸部に発疹が数個できるとともに，疼痛が出現．疼痛は両下肢，腹部・腰部，さらに顔面に広がった．症状には変動あり，坐位や労作で悪化するため，活動を回避し臥床．

　当院皮膚科，整形外科で異常なし．トラマドール無効．総合内科で異常なく，ビタミン剤の点滴で改善．近医ペインクリニックで身体症状症が疑われ，紹介され，当科受診．

　初診時，愛想良いが，不安が強く，疼痛の悪化を懸念し立位のまま話し，多弁でまとまりなし．身体症状症と診断．演技性パーソナリティ傾向による被暗示性の強さを背景として，心気的不安から症状が出現したものと考えた．また，症状の変動からは悪化への予期不安や恐怖が大きいと考えた．

　ESC 20 mg でやや改善．PGB を 450 mg まで投与したところ，2 週間で活動への不安が低下し活動量が増加するとともに疼痛も改善傾向．2 ヵ月で症状消失．眠気の副作用のため，PGB を 300 mg まで減量したが，悪化なし．SSRI への PGB の併用が，直接の鎮痛効果ではなく，不安・恐怖に対して有効であったと考えられた．

薬物療法のエビデンスから FM の病態を考える

　FM は中枢性感作により生じるとされており，慢性疼痛の代表疾患とされる．しかし，薬物療法のエビデンスは，FM と身体症状症との関連性を示唆している．

　FM に対して SNRI が有効であるとされているが，コクランのシステマティックレビューでの反応率（疼痛が 30％改善した患者の割合）の解析では，効果量 effect size はリスク差で 0.1 と小さく，治療必要数 number needed to treat（NNT）は 10 である[50]．一方，FM に対する SSRI の有効性に関しては，コクランレビューのメタ解析において，エビデンスが乏しいとされてはいるものの，同様の解析での効果は有意ではあり，リスク差は 0.1，NNT は 10 と SNRI と同等である[51]．

　また，別のシステマティックレビューでは，DLX による FM の改善は精神面への効果によるものである可能性が示唆されている[52]．

　さらに，TCA の AMP と SSRI の fluoxetine で差がないという報告[53] や，PGB に併用する薬剤として TCA の AMP や SNRI の VEN よりも SSRI である PRX のほうが有効という報告[54] もある．これらは直接の鎮痛作用では説明困難であるため，不安や強迫への効果であると考えられる．

　このため，身体症状症が FM と診断されている可能性や，FM において身体症状症の病態が併在している可能性が示唆される．MIL の反応予測因子の 1 つが不安の少なさであるという報告[55] もこのことを支持する．また，筆者は，他院で FM と診断され治療を受けたが改善しなかった患者を多数診療しているが，その大部分を身体症状症として治療し一定の成績を得ている．

　以上から，FM として治療したが改善しない場合，身体症状症と考え治療することを検討すべきであろう．

慢性疼痛の薬物療法の今後に向けて

　以上，慢性疼痛の薬物療法に関して，身体症状症に焦点を当てて論じた．

　薬物療法という観点から慢性疼痛の病態を整理し直す機会になり，慢性疼痛の薬物療法のストラテジーを考えるうえでの一助になれば幸いである．

　また，臨床的に重要であるにもかかわらず，いまだ発展途上であるこの分野の研究を行う医師が増えることを願いたい．

（名越泰秀）

文　献

1) 名越泰秀：Venlafaxine が奏効した疼痛性障害の 1 症例」へのコメント．最新精神医 22 (6)：533-535, 2017.
2) Barbaros MB, et al：Antihyperalgesic activity of atomoxetine on diabetes-induced neuropathic pain：contribution of noradrenergic and dopaminergic systems. Molecules 23 (8)：E2072, 2018.
3) Davis R, et al：Mirtazapine：a review of its pharmacology and therapeutic potential in the management of major depression. CNS Drugs 5 (5)：389-402, 1996.
4) Khouzam HR：Psychopharmacology of chronic pain：a focus on antidepressants and atypical antipsychotics. Postgrad Med 128 (3)：323-330, 2016.
5) Welsch P, et al：Mirtazapine for fibromyalgia in adults. Cochrane Database Syst Rev：CD012708, 2018.
6) Wood PB：Mesolimbic dopaminergic mechanisms and pain control. Pain 120 (3)：230-234, 2006.
7) Kasahara S, et al：Four cases of chronic pain that improved dramatically following low-dose Aripiprazole Administration. Prim Care Companion CNS Disord 13 (2)：doi：10.4088/PCC.10 l01078, 2011.
8) Umezaki Y, et al：Low-dose aripiprazole for refractory burning mouth syndrome. Neuropsychiatr Dis Treat 12：1229-1231, 2016.
9) 笠原諭他：ドパミンシステムスタビライザーであるアリピプラゾールの少量投与によって，モルヒネ依存から離脱できた難治性慢性疼痛の 1 例．Pract Pain Manag 3 (2)：130-132, 2012.
10) Takenoshita M, et al：Low-dose aripiprazole augmentation in amitriptyline-resistant burning mouth syndrome：results from two cases. Pain Medicine 18 (4)：814-815, 2017.
11) Pud D, et al：Methylphenidate attenuates the response to cold pain but not to aversive auditory stimuli in healthy human：a double-blind randomized controlled study. Pain Rep 2 (3)：e593, 2017.
12) Dodson ME, et al：Postoperative effects of methylphenidate. Br J Anaesth 52 (12)：1265-1270, 1980.
13) 笠原諭他：慢性疼痛と発達障害―ADHD を中心に．薬事 60 (5)：845-849, 2018.
14) Treister R, et al：Alterations in pain response are partially reversed by methylphenidate (Ritalin) in adults with attention deficit hyperactivity disorder (ADHD). Pain Practice 15 (1)：4-11, 2015.
15) Wolff N, et al：Reduced pain perception in children and adolescents with ADHD is normalized by methylphenidate. Child Adolesc Psychiatry Ment Health 10：24, 2016.
16) 厚生労働行政推進調査事業費補助金慢性の痛み政策研究事業「慢性の痛み診療・教育の基盤となるシステム構築に関する研究」研究班 監修，慢性疼痛治療ガイドライン作成ワーキンググループ 編集：慢性疼痛治療ガイドライン＝Clinical Practice Guideline for Chronic Pain. 慢性疼痛治療ガイドライン作成ワーキンググループ，真興交易（株）医書出版部，2018.
17) Li X, et al：Efficacy and tolerability of short-term duloxetine treatment in adults with generalized anxiety disorder：A meta-analysis. PLoS One 13 (3)：e0194501, 2018.
18) Russell JM, et al：Efficacy of duloxetine in the treatment of generalized anxiety disorder in patients with clinically significant pain symptoms. Depress Anxiety 25 (7)：E1-E11, 2008.
19) Beesdo K, et al：The short- and long-term effect of duloxetine on painful physical symptoms in patients with generalized anxiety disorder：results from three clinical trials. J Anxiety Disord 23 (8)：1064-1071, 2009.
20) 名越泰秀：身体表現性障害（身体症状症および関連症群）の薬物療法．心身医 55 (12)：1308-1321, 2015.
21) 名越泰秀他：身体症状症および関連症群への対応と治療．別冊日本臨牀　新領域別症候群シリーズ No.38　精神医学症候群（第 2 版）II：283-289, 2017.
22) Greeven A, et al：Cognitive behavior therapy and paroxetine in the treatment of hypochondriasis：a randomized controlled trial. Am J Psychiatry 164 (1)：91-99, 2007.
23) Fallon BA, et al：A double-masked, placebo-controlled study of fluoxetine for hypochondriasis. J Clin Psychopharmacol 28 (6)：638-645, 2008.
24) Fallon BA, et al：Fluoxetine for hypochondriacal patients without major depression. J Clin Psychopharmacol 13 (6)：438-441, 1993.
25) 名越泰秀他：身体表現性障害に対する SSRI の有用性について―Fluvoxamine を用いて―．臨精薬理 11 (12)：2285-2294, 2008.
26) 名越泰秀他：身体表現性障害に対する SSRI の有用性について（第 2 報）―Paroxetine を用いて．臨精薬理 13 (6)：1177-1193, 2010.
27) 名越泰秀他：身体表現性障害に対する SSRI の有用性について（第 3 報）―Fluvoxamine と Paroxetine の切り替え例の検討．臨精薬理 15 (6)：961-976, 2012.
28) 名越泰秀他：治療初期からの SSRI と NaSSA の併用が有用であった重症身体表現性障害（身体症状症）の 2 例．臨精薬理 19 (9)：1345-1354, 2016.
29) Huang M, et al：Combination of citalopram plus paliperidone is better than citalopram alone in the treatment of somatoform disorder：results of 6-week randomized study. Int Clin Psychopharmacol 27 (3)：151-158, 2012.
30) 名越泰秀他：身体表現性障害に対する SSRI への抗精神病薬による増強療法．最新精神医 18 (4)：382-396, 2013.
31) Nagoshi Y, et al：Effect of aripiprazole augmentation for treatment-resistant somatoform disorder：a case se-

ries. J Clin Psychopharmacol 34 (3) : 397-398, 2014.
32) Nagoshi Y, et al : Blonanserin Augmentation for Treatment-Resistant Somatic Symptom Disorder : A Case Series. Clin Neuropharmacol 39 (2) : 112-114, 2016.
33) Abe Y, et al : Hyper-influence of the orbitofrontal cortex over the ventral striatum in obsessive-compulsive disorder. Eur Neuropsychopharmacol 25 (11) : 1898-1905, 2015.
34) Ghaleiha A, et al : Memantine add-on in moderate to severe obsessive-compulsive disorder : randomized double-blind placebo-controlled study. J Psychiatr Res 47 (2) : 175-180, 2013.
35) Haghighi M, et al : In a double-blind, randomized and placebo-controlled trial, adjuvant memantine improved symptoms in inpatients suffering from refractory obsessive-compulsive disorders (OCD). Psychopharmacology (Berl) 228 (4) : 633-640, 2013.
36) Fava GA, et al : Long-term outcome of panic disorder with agoraphobia treated by exposure. Psychol Med 31 (5) : 891-898, 2001.
37) van Balkom, et al : Long-term benzodiazepine use is associated with smaller treatment gain in panic disorder with agoraphobia. J Nerv Ment Dis 184 (2) : 133-135, 1996.
38) Watanabe N, et al : Combined psychotherapy plus benzodiazepines for panic disorder. Cochrane Database Syst Rev : CD005335, 2009.
39) Westra HA, et al : Naturalistic manner of benzodiazepine use and cognitive behavioral therapy outcome in panic disorder with agoraphobia. J Anxiety Disord 16 (3) : 233-246, 2002.
40) Muller JE, et al : Escitalopram in the treatment of multisomatoform disorder : a double-blind, placebo-controlled trial. Int Clin Psychopharmacol 23 (1) : 43-48, 2008.
41) Stahl SM : Stahl's Essential Psychopharmacology : Neuroscientific Basis and Practical Applications, 4th ed. Cambridge University Press, Cambridge, 2013.（仙波純一他 訳：ストール精神薬理学エセンシャルズ―神経科学的基礎と応用，第4版．メディカル・サイエンス・インターナショナル，2015）
42) Harnack D, et al : Pregabalin in patients with antidepressant treatment-resistant somatoform disorders : a case series. J Clin Psychopharmacol 27 (5) : 537-539, 2007.
43) 名越泰秀他：心因性嘔気症に対するpregabalinの有用性．最新精神医 23 (5)：437-448，2018.
44) Pilowsky I, et al : A controlled study of psychotherapy and amitriptyline used individually and in combination in the treatment of chronic intractable, 'psychogenic' pain. Pain 40 (1) : 3-19, 1990.
45) Kleinstäuber M, et al : Pharmacological interventions for somatoform disorders in adults. Cochrane Database Syst Rev : CD010628, 2014.
46) Luo YL, et al : A randomized double-blind clinical trial on analgesic efficacy of fluoxetine for persistent somatoform pain disorder. Prog Neuropsychopharmacol Biol Psychiatry 33 (8) : 1522-1525, 2009.
47) Aragona M, et al : Randomized double-blind comparison of serotonergic (Citalopram) versus noradrenergic (Reboxetine) reuptake inhibitors in outpatients with somatoform, DSM-IV-TR pain disorder. Eur J Pain 9 (1) : 33-38, 2005.
48) Eberhard G, et al : A double-blind randomized study of clomipramine versus maprotiline in patients with idiopathic pain syndromes. Neuropsychobiology 19 (1) : 25-34, 1988.
49) Sanada K, et al : Comparison of effect of paroxetine and milnacipran for outpatients with pain disorder. Showa Univ J Med Sci 24 (4) : 293-300, 2012.
50) Welsch P, et al : Serotonin and noradrenaline reuptake inhibitors (SNRIs) for fibromyalgia. Cochrane Database Syst Rev : CD010292. 2018.
51) Walitt B, et al : Selective serotonin reuptake inhibitors for fibromyalgia syndrome. Cochrane Database Syst Rev : CD011735, 2015.
52) Lunn MPT, et al : Duloxetine for treating painful neuropathy, chronic pain or fibromyalgia. Cochrane Database Syst Rev : CD007115, 2014.
53) Goldenberg D, at al : A randomized, double-blind crossover trial of fluoxetine and amitriptyline in the treatment of fibromyalgia. Arthritis Rheum 39 (11) : 1852-1859, 1996.
54) Ramzy EA : Comparative efficacy of newer antidepressants in combination with pregabalin for fibromyalgia syndrome : a controlled, randomized study. Pain Pract 17 (1) : 32-40, 2017.
55) Abtroun L, et al : Is the efficacy of milnacipran in fibromyalgia predictable？: a data-mining analysis of baseline and outcome variables. Clin J Pain 32 (5) : 435-440, 2016.

B. 慢性疼痛のCBT（認知行動療法）

1 認知行動療法 cognitive behavioral therapy (CBT) の概要

a. 慢性の痛みの集学的治療

　わが国における慢性疼痛を有する患者数は，近年のいくつかの大規模調査によると，全人口の約20％と報告されている[1]．しかし，治療に満足している患者の割合は慢性患者の約4分の1に過ぎず，大きな課題となっている[2,3]．

　最近，出版されたわが国の「慢性疼痛治療ガイドライン」[4]では，薬物療法，インターベンショナル治療（ブロックなど），心理的アプローチ（CBTなど），リハビリテーション，集学的治療の章立てにより解説されており，生物-心理-社会的なモデルに基づいた集学的な治療が重要とされている．厚生労働省の慢性の痛み政策研究班は，上記の「慢性疼痛治療ガイドライン」を作成し，慢性疼痛の集学的治療を推進するために，慢性の痛み診療・教育の基盤となる研究を進めている．また，全国各地の主に大学病院に設置された集学的痛みセンターをつなぐ連絡協議会や，NPO法人いたみ医学研究情報センターを運営し，活動している．集学的治療の中でもCBTの提供については，残念ながら国内では非常に遅れている．広島大学の吉野らのグループ[5,6]は，慢性疼痛に対する集団CBTの有効性をいち早く報告しているが，集団だけでなく，個人CBTの実践的研究とその普及が必要とされている．本稿では，現在，筆者らが，千葉大学医学部附属病院認知行動療法センター（以下，千葉大病院）において，整形外科，麻酔・疼痛・緩和医療科と連携し，取り組んでいる慢性疼痛に対する個人CBTの実践と研究を紹介する[7,8]．

b. 精神科医が診る慢性疼痛と「身体症状症，疼痛が主症状のもの」

　慢性疼痛は，精神医学的には，DSM-Ⅳ-TRまでの疼痛性障害 pain disorder という用語がなくなり，DSM-5の「身体症状症，疼痛が主症状のもの somatic symptom disorder, with predominant pain」として診断されうる[9]．また，ICD-11の身体的苦痛症 bodily distress disorder という診断名とも関連する．

　精神科医が，持続が3ヵ月未満の急性の痛みを主訴として診療することはまれであろう（もちろん，他の主訴に対して治療中に，頭が痛い，腰が痛いといった相談を受けることはあるであろうが）．急性の痛みを主訴とする患者は，整形外科，神経内科や脳神経外科，内科など各診療科を受診し，そこで痛みの原因検索がなされ，診断名がつき，

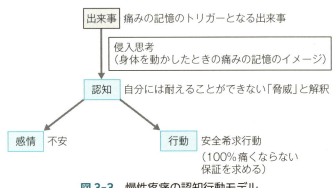

図 3-3 慢性疼痛の認知行動モデル

治療が行われる.急性の痛みから慢性の痛みへと持続するようになると,麻酔科のペインクリニックあるいは精神科に紹介される.近年では,CBT を受けたいということで,精神科を自ら受診する場合もある.精神科で慢性の痛みを診る場合,上記の DSM-5 の「身体症状症」に該当するかどうかを検討することになる.

「身体症状に関連する過剰な考え・心配・感情・行動」が主要な症状を形成する身体症状症は,そのコンセプトからして,まさしく CBT を適用すべき疾患ということになる.

c. CBT とは

CBT とは,1)現在の認知と顕在行動の修正に焦点を置く,能動的,指示的,時間限定的,構造的な精神療法のことであり,2)精神疾患の問題行動が維持される認知的,行動的因子の詳細な病因モデルを基盤として,治療法が工夫され,3)無作為化比較対照試験 randomized controlled trial(RCT)によって治療法の有効性を証明し,そのモデルの妥当性を科学的に検証する精神療法のことである[10].認知行動理論では,認知(思い込みや信念を含む)の偏りは,日常生活に不適応な行動を起こし,不快な感情や身体反応を過剰に大きく遷延させる悪循環を形成すると考えている.CBT は,認知を変容させることによって行動や感情,身体反応に与える悪影響を軽減し,症状を改善することを目標としている[8].CBT は,問題解決指向の構造化された1回50分程度で連続16セッション程度の限られた時間の中で進められる.

d. 慢性疼痛に対する CBT

CBT は個人の認知や行動,感情に焦点をあて,問題を合理的に解決するために構造化された治療法である.前述したように,CBT は,「身体症状に関連する過剰な考え・心配・感情・行動」に直接介入することができる.図3-3 に示す最も単純な認知行動モデルでは,強く激しい痛みを経験した際の記憶から,その状況と類似した場面「出来事」に遭遇した場合,侵入思考として,身体を動かしたときの激しい痛みの記憶がよみがえり,そのイメージがありありと頭に浮かんでくる.そこで,自分には耐えることが

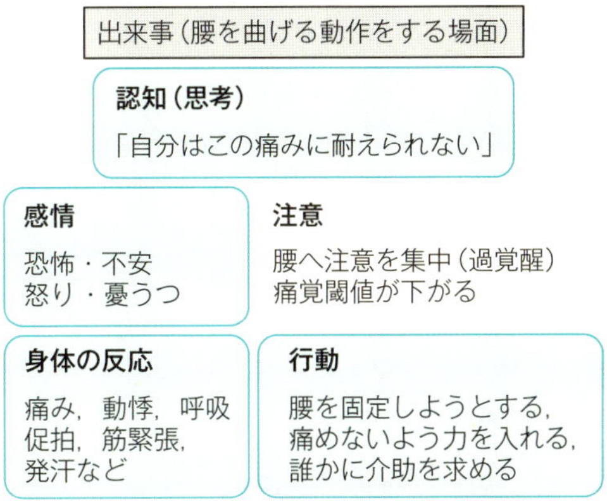

```
出来事（腰を曲げる動作をする場面）

  認知（思考）
  「自分はこの痛みに耐えられない」

  感情                    注意
  恐怖・不安              腰へ注意を集中（過覚醒）
  怒り・憂うつ            痛覚閾値が下がる

  身体の反応              行動
  痛み，動悸，呼吸        腰を固定しようとする，
  促拍，筋緊張，          痛めないよう力を入れる，
  発汗など                誰かに介助を求める
```

図 3-4　腰痛の認知行動療法の個別モデル

できない「脅威 threat」であるとの解釈（意味づけ）をほぼ自動的にしてしまう．これが「認知」である．出来事を「脅威」，すなわち，危険なものと解釈すれば，「感情」としての不安が高まる．不安が高まれば，その強い不安に対処しようとして，安全を希求した「行動」，例えば，100％痛くならない保証を求めるような行動をとることになる．以上のように，痛みは侵襲的で非常につらい感覚であるため，痛みを予期するだけで，強い不安・恐怖を引き起こす．痛みが慢性化，長期化すれば，情動的・認知的要因の占める割合が高くなる．慢性疼痛を有する患者にみられる，痛みに対する不安・恐怖および破局的認知などの心理的側面は，非常に了解可能である．このような痛みに対する不安・恐怖および破局的認知は，行動を非機能的に変容させ，結果的に，患者の日常機能と社会生活に大きな負の影響を与える．

図 3-4 では，慢性疼痛の中でも，特に，腰痛患者の場合の認知行動モデルを示す．「非適応な認知」，「感情」，「行動」，さらに「身体の反応」と「注意」を加えた 5 つの要素からなる．腰痛に限らず，慢性疼痛の一般的な認知行動モデルとして，図 3-5 では，これらの 5 つの要素から悪循環が形成されているモデルを示している．この悪循環により，身体の痛み pain とそれに伴う心身の苦痛・苦悩 distress は増大し，機能不全や疼痛部位の不使用による廃用性萎縮にもつながりうる．CBT はこの悪循環を良循環に変えるために，非機能的な認知，行動，感情，身体の反応，注意に気づき，各要素の状態を把握し，歪みを修正する結果，身体の痛みおよび心身の苦痛・苦悩を緩和させ，機能回復や QOL の改善を図る（図 3-6）．したがって，CBT の目的は身体の痛みの原因や痛みそのものの除去ではなく，痛みに伴う心身の苦痛・苦悩の緩和であり，患者自身が痛みを管理 self management できるようになることであるが，痛みを管理できるようになることで結果的に痛みそのものが低減することも少なくない．

e. CBT の歴史的変遷

慢性疼痛に対して最初に用いられたのは，刺激と反応の関係性から行動の生起に焦点をあてた行動療法であった．次に，自動思考や中核信念といった認知が行動や感情の生

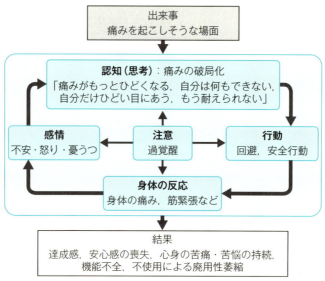

図 3-5 慢性疼痛の CBT の個別モデル（悪循環）

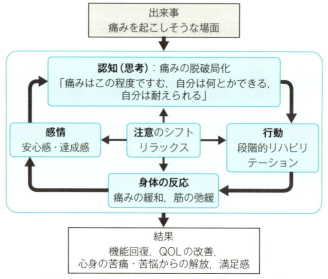

図 3-6 慢性疼痛の CBT の個別モデル（好循環）

起に関与していることに焦点をあてた認知療法が開発され，従来の行動療法と合流したCBTとなった．最近，認知の内容ではなく，注意やメタ認知に焦点をあてた，アクセプタンス&コミットメント・セラピー acceptance and commitment therapy（ACT）やマインドフルネスに基づいた認知療法 mindfulness-based cognitive therapy（MBCT）が開発された．従来の行動療法を第一世代，標準的な CBT を第二世代と呼び，ACTや MBCT を第三世代（あるいは第三の波 the third wave）と呼ぶことがある．一方で，標準（第三世代に対する第二世代）の CBT も，注意やメタ認知などをその発展の過程で取り込んでおり，筆者は，第一世代，第二世代，第三世代という名称で議論すること

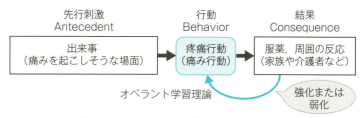

図 3-7 慢性疼痛の行動療法の個別モデル

は歴史的には意味があるが，流派ごとに分かれていっても，患者（あるいはユーザー）にとっては自分の疾患に対する効果が高いかどうか，自分がよくなるかどうかが重要なので，さらに有効性を高めるために日々進歩していく CBT を一つの総体としてとらえるほうが重要であるという考え方をしている．

第二世代の CBT が，現在最も広く用いられている CBT（いわゆる標準的な CBT）であり，うつ病や不安症などのエビデンスの強い心理学的治療として普及しており，慢性疼痛に関しても応用されているため，千葉大病院で実践されているのは第二世代の CBT である．このため，本節では第二世代の CBT に焦点をあてて述べる．ただし，第一世代，第三世代に関しても疼痛に対するアプローチとしてその有効性が示されているので，第二世代の標準的な CBT との比較参考のために，以下にごく簡単に紹介したい（詳細は本書他節や参考文献などを参照されたい）．

Fordyce らは，行動療法（いわゆる第一世代）として，オペラント条件づけに基づき，慢性疼痛の持続メカニズムをとらえ，疼痛治療に応用した．彼は疼痛治療の対象を，痛みに伴う行動（不快な表情をする，痛みを訴える，薬を飲む，仕事や学校などを休む，などのさまざまな「痛み行動」）とし，オペラント条件づけによってそうした「痛み行動」の頻度を減少させるプログラムを開発した[11]．この治療では，痛いときに（先行刺激）患者が痛みを訴える（痛み行動）と，周囲（家族や介護者など）から優しくされる・嫌な仕事をしなくても良い（結果）などの，患者にとっての強化子が得られるために，「痛み行動」が強化され，遷延化すると考える．そこで望ましくない痛み行動を強化するような周囲の対応をおさえ，身体活動量を増やすなどの望ましい行動を強化するように周囲が対応する治療プログラムにすることで，結果的に痛み行動を減少させる（図 3-7）．慢性疼痛が「痛み行動」のみで説明できないことは指摘されているものの，家族や介護者が患者への接し方を変えることが可能で，本人にアプローチすることが困難な場合など，一定の条件下において有効な方法であると考える．

疾患別の認知行動モデルより，注意やメタ認知に焦点をあてた第三世代においてはACT や MBCT が代表的である[12]．ACT は「アクト」と呼ばれ，自らに生じている苦痛から逃げずに，そのまま受容 acceptance し，その人にとって価値ある目標に向かって行動する commitment ためのアプローチである．慢性疼痛においては，痛みにより生じるあらゆる不快な感情・思考・身体感覚から回避せず，それにとらわれている自己に気づき，客観的にとらえたうえで，現状の自分が本当に求めるあり方（生き方）を選択

していく．ACT はそのためのシステマティックなテクニックである．Kabat-Zinn[13]が開発したマインドフルネスストレス低減法 mindfulness-based stress reduction（MBSR）は「注意力を鍛えて不快刺激に対処する」アプローチであり，最初の臨床応用は慢性疼痛患者に対してなされた．臨床で行われる具体的な方法は，主にマインドフルネス瞑想である．瞑想を通して注意を集中する力，現在の思考・感情・感覚をモニタリングする力をトレーニングする．痛みが生じる特定部位に，意味づけや価値判断をしない注意を意図的に向けることによって，注意力や感情などのモニタリング能力が向上し，これまで抱いていた痛みに関する単純で固定的な感覚とは異なり，柔軟で変動する痛みの様相をとらえることができ，不快感が和らぐ．

f. CBT の治療効果

慢性疼痛に対する CBT の治療効果について，近年示された複数の臨床研究のメタ解析や統合的レビューを元に概観する．Morley ら[14]は，25 件の慢性疼痛に対する RCT を基に，CBT の有効性についてメタ解析を含むシステマティック・レビューを報告している．報告によると積極的治療 active control 群と比較して，「疼痛」「機能的認知対処」「痛みの表出」において小さな効果量（effect size（ES）平均＝0.28〜0.4）を示している．また待機リストとの比較では，CBT は「疼痛」「抑うつ気分」「その他の気分」「非機能的認知対処」「機能的認知対処」「痛みの表出」「活動」「社会機能」すべての測定項目において中程度の効果量（ES 平均＝0.5）を示した．特筆すべきは，積極的な代替治療を行った群と比較しても「機能的な認知対処」のみならず，「疼痛」そのものも有効な効果量を示していることである．

Williams らが報告した，頭痛や悪性腫瘍を除く慢性疼痛に対する心理療法（行動療法，あるいは CBT）の，35 件（4,788 人の被験者）の RCT のコクランシステマティック・レビュー[15]では，行動療法は，積極的治療群と比べ有意差はなく，通常治療群・待機群と比べると「破局的思考」に小さな効果が認められたが，その後この効果は消失した．CBT は，積極的治療群に比べ，介入直後に「生活機能障害」と「破局的思考」に小さな効果がみられ，このうち「生活機能障害」の改善は 6 ヵ月維持された．一方，通常治療群・待機群と比較すると，「痛み」「生活機能障害」「気分」「破局的思考」に小〜中等度の効果が示され，このうち「気分」の改善が 6 ヵ月間維持されることが示された．CBT は慢性疼痛の管理に有用なアプローチであるが，CBT のどの構成要素が，どのタイプの患者に対して，どのような結果をもたらすかを特定し，その理由を理解するための新たな研究および分析が必要であると考察されている．

Williams らのコクラン・レビューをさらに深める目的で，Knoerl ら（2016）[16]が 2009〜2015 年にかけての統合的レビューを行っている．この報告では，35 件の RCT において，43％で CBT が疼痛強度を減少させたことが示された．さらに，CBT の提供方法としてオンラインと個人の対面形式の有効性が同等であり，退役軍人および癌関連慢性疼痛を有する個人への有効性が低いことを明らかにした．

これらの研究から，CBTがその治療対象である，非合理的な認知（破局的思考）や行動（生活機能障害），抑うつ気分に対する改善のみではなく，疼痛の程度そのものも低減させることがわかる．疼痛改善の効果量は報告されているレビューでは小程度にとどまるが，その要因はWilliamsらが考察で言及しているとおり，CBTの構成要素や患者のタイプ別の効果が特定されておらず，レビューで収集される論文の質がばらついていることが考えられる．

　総括すると，慢性疼痛に対するCBTは，非常に大きな効果量をもち強いエビデンスを示している不安症に対するCBTに比べ，小さな効果量で弱いエビデンスである．さらに，疼痛部位や患者タイプによってどのCBTがより効果的かを検証するためには，エビデンスは十分とは言い難い．

▶ 慢性疼痛にみられる破局的な認知

　前述したように，慢性疼痛に対するCBTは，急性の痛みを軽減するための外科手術，薬物療法，神経ブロックなどの治療が無効である場合に，提供されることが多い．よって，治療の目標を急性期の痛みの除去に固執することなく，慢性期の痛みの自己管理self managementへと考え方を変容していく点を，患者とセラピストの間で早期から共有していく必要がある．患者の痛みを評価するため，数値的評価尺度numerical rating scale（NRS）で主観的な痛みの強さを0～10点（10点が最大の痛み）で点数化し，毎日記録してもらうことが多い．一方で，痛みを破局的にとらえる認知の偏りを評価するためには，自己記入式の質問紙である痛みの破局化尺度pain catastrophizing scale（PCS）[17,18]を用いると良い．PCSで測定される破局的な認知が，感情，体の反応，行動，注意と相互に関連し，悪循環を形成し，慢性疼痛とそれに伴う日常機能障害とQOLの低下を遷延化，持続させているという認知行動モデルが治療の理論的根拠となる．認知行動モデルを図式化し，良い循環へと変えていくために種々の技法による介入を行っていくことを患者と共有することが最初のステップとなる．

▶ 慢性疼痛のCBTの流れ

　CBTの適応の有無についてのアセスメント（初回面接）を1～3時間かけて行った後，適応ありの場合，1回50分程度のセッションを週1回，12～16回程度連続して行うのが標準的である．その後，再アセスメントを行い，回復を認めればブースターセッションとして，例えば，1ヵ月後，3ヵ月後，6ヵ月後に再発防止の確認を行う．また，拡大適応で合併症を伴うなどの理由で回復が不十分な場合は，回数が延長される．

　慢性疼痛のCBTの主な目標は，痛みの根底にある非機能的な認知，感情，身体反応，行動の4つの因子の悪循環を取り扱い，より良い疼痛管理ができるようにすることである．そのためにはまず，うつ病や不安症のCBTと同様に，治療の理論的根拠として，認知（考え），感情，身体の反応，行動，注意が痛みに及ぼす影響について患者に理解してもらい，セラピストと共有してもらうことが重要である．次に，認知，感情，身体

の反応，行動，注意の悪循環を図式化し，良循環へと変えていくために，種々の技法による介入（大別すれば，認知の再構成と行動の再構成の２つ）が行われる．

慢性疼痛のモデルケースにおける認知の再構成
［50歳代，女性］
　主訴は，数年続く腰痛．椎間板ヘルニアの術後に一時期改善したが，再燃し，以前よりも痛みがひどくなった．薬物療法や神経ブロックでも改善しないため，最近は腰痛のためパート勤務もやめて，休日に趣味の登山もできなくなり，外出する機会が減り，家にこもりがちなため，気分もふさぎがちとなっていた．一人で入浴中に腰の激痛で風呂場から出られなくなったことがあり，現在は，入浴時に夫に風呂場の外で待機してもらったり，頭を洗うときは手伝ってもらったりしている．かかりつけ医からCBTを勧められて来院．本人から同意を得て，毎週１回50分で12～16回の個人CBTを開始することとなった．

　十分に病歴や現在の家庭環境などを聴取した後に，慢性疼痛のCBTの心理教育を行いつつ，図3-8あるいは図3-9のような質問をして，図3-10のような認知行動モデルを患者と共有しながら作成した．認知行動モデルを個別に作成することを，事例の定式化 case formulation とも呼び，典型的な認知行動モデルを患者の個別性に応じて適用することである．感情と認知（思考）についての関係を共同で掘り下げたところ，「腰痛のために一人で入浴中に動けなくなってしまった」ときに，悲しい感情と落ち込んだ気分を感じたのは，「ヘルニアの手術で良くなったという体への自信を失った」という認知があったことがわかった．これは，出来事を「喪失（大事なものを失った）」ととらえたことによるものであった．また，同じ出来事「腰痛のために一人で入浴中に動けなくなってしまった」ときに，強い不安を感じていたのは，「家族に助けてもらわないとどんどん自分が何もできなくなってしまうのではないか」という認知であり，出来事を「脅威（危険）」ととらえていたことによることもわかった．以上の強い感情とそれに伴う認知（いわゆるホットな認知 hot cognition）のうち，悲しい感情と喪失について，時間をかけて，認知の再構成を行うことになった．表3-3の思考記録表のように，出来事「腰痛のために一人で入浴中に動けなくなってしまった」ときに，「自分一人では何も

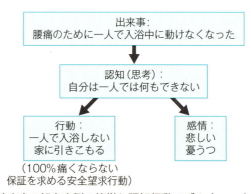

図3-8 慢性疼痛の架空症例の簡単な認知行動モデル（case formulation）

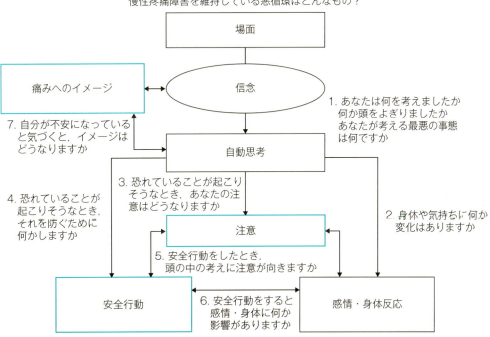

図 3-9 慢性疼痛の新しいコンセプトに基づく認知行動モデルを作成するときの質問の例（case formulation）

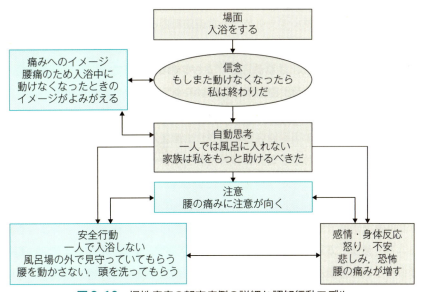

図 3-10 慢性疼痛の架空症例の詳細な認知行動モデル

できない」という認知に対して，確信度を 90％（100％が必ずそうだと確信している，50％が半信半疑，0％が絶対にそんなことはない，まったく信じていないとした場合に，0〜100％で示す）でもち，感情は「悲しい」が 80 点（100 点が最大の悲しみ，50 点が中程度の悲しみ，0 点は悲しくないとした場合に，0〜100 点で示す）であった．以上の強

表 3-3 思考記録表

出来事	「腰痛のために一人で入浴中に動けなくなってしまった」
認知 確信度	「自分一人では何もできない」 90%
感情（点数）	「悲しい」 80点
別の認知	「自分一人でもできることはある」
変化 学んだこと	「悲しい」が60点に減った バランスをとって考えるのが重要

表 3-4 慢性疼痛の段階的な行動の拡大

第1週　家族には手伝ってもらわずに，脱衣所で待機してもらうだけで入浴
第2週　家族は離れた部屋にいて一人で入浴
第3週　家族がいないときに一人で入浴

い感情を伴う認知に関して，自分に対して優しくしてくれる人になったつもりで別の考え方をしてみたところ，「自分一人でもできることはある」という別の認知を浮かべることができ，その結果の変化として「悲しい」という感情が60点に減り，学んだこととして，バランスをとって考えるのが重要ということであった．以上の認知の再構成に続いて，行動の再構成を行うこととなった．段階的な行動の拡大のために，入浴については**表 3-4** のように，第1週で家族は手伝わず脱衣所で待機してもらうだけで入浴し，第2週で家族は離れた部屋にいる状態で一人で入浴し，第3週は家族がいないときに一人で入浴することとしたところ，少しずつ達成できていった．同時に，最初に家族と買い物に外出し，次の週で家族と外出して，買い物は少し離れた店に一人で行くこととし，最後に，一人で買い物に行くということを行った．以上の認知と行動の変容を通して，腰の痛みが多少あっても自分一人で入浴や買い物もできるという自信を回復し，生活にはりが戻ったと患者は語った．

　制限された日常生活を拡大していく場合には，意識されないで行われている「安全希求行動 safety seeking beahvior」あるいは「安全行動 safety beahvior」を同定し，変容させる必要がある．安全行動とは，最悪の事態を想定し，そのようなことが起きないようにするために安全第一でとる行動であり，患者としては必要な（好ましい）行動として行っているが，実際には痛みの悪循環を維持する行動と定義しうる．例えば，痛みが起こらないように疼痛部位（この症例では腰）をなるべく動かさないようにする，じっと安静にする，痛みがなくても決まった時間に痛み止めを飲むなどの行動である．しかし，腰を動かさない，あるいはじっと動かないように臥床しがちになることで，さらに，不自然な姿勢が長時間続き，余計な筋緊張を起こし，それが腰痛だけでなく，肩痛，頭痛などの関連痛につながりうる．行動の回避が続き，活動性が低下すると，筋肉などの廃用性の障害を招きかねず，さらに健康上の問題も生じかねない．また，臥床したり，じっとしていることで，痛みにさらに注意が集中してしまい，不安や恐怖のよう

な感情や身体の反応を余計に強めてしまう．このように，安全行動が慢性疼痛の維持と悪化に関与していることを理解し，適応的な認知と行動に変えるように検討していく．さらには，事例の定式化を通して患者が気づくようにすること（guided discovery）も重要である．

慢性疼痛のCBTの12セッション・パッケージの例

▶ 慢性疼痛のCBTのワークブック

われわれはこれまで，千葉大学で翻訳したOrtis著（伊豫雅臣他 監訳）の慢性疼痛の治療ワークブック（「慢性疼痛の治療：治療者向けガイド 認知行動療法によるアプローチ」）[19]を用いてセッションを提供してきた[20]．セッション回数は12回である．その内容は，1) 情報収集による患者の理解，治療契約と信頼関係の構築，2) 慢性疼痛についての教育と目標設定，3) 痛みの理論と腹式呼吸，4) 漸進的筋弛緩法と視覚イメージ法，5) 自動思考と痛み，6) 認知の再構成，7) ストレスマネジメント，8) 時間に基づいたペース配分，9) 楽しい活動の計画を立てる，10) 怒りの管理，11) 睡眠管理法，12) 再発予防と再燃への備えというパッケージになっている．

▶ セッション1：情報収集による患者の理解，治療契約と信頼関係の構築

患者がCBTを始めるにあたって十分な動機をもっていることは，その後の治療にとって重要な鍵となる．

患者は，一刻も早く痛みが軽減することを望んでおり，痛みは器質的な原因を除去すれば治るものと捉えていることが多い．そのため，痛みを心理的なものとされることに対し強い抵抗感をもつ場合も多く，精神科を受診することを拒否したり，CBTのような精神療法・心理療法に対する動機づけが十分でない場合がある．患者の不安や恐怖は，家族や介護者，周囲の人に理解されにくい場合があるため，まずは患者の主訴である体の痛みや苦痛・苦悩を丁寧に聴取し，十分に理解を示すことが治療関係の構築につながる．

次に，CBTのプログラムの内容とその有効性や作用機序を十分説明したうえで，CBTが自分自身に合っているかを考えてもらい，患者本人にCBTを選択してもらう．自分で選択してCBTを開始することが，治療同盟の構築につながり，その後の患者-治療者間の治療摩擦やドロップアウトの防止につながる．

▶ セッション2：慢性疼痛についての教育と目標設定

心理教育では，"痛みの悪循環"についての理解を目的としている．痛みに伴う不安・恐怖のような感情は，身体の反応として交感神経系を亢進させ，筋緊張と血流低下を引き起こし，さらに痛み物質が放出され，痛みを悪化させる．また，痛みを起こす可能性のある状況や行動に対して，予期不安を起こすようになり，破局的な思考から痛み

につながるような行動を極端に回避するようになる．過覚醒状態のため，わずかな痛みに注意が偏り，注意が過剰に向けられると，痛みの閾値が下がり，些細な痛みを感知して，痛みを強く感じるのである．

　1）患者の言葉から，「痛みのために，もう何もできないと感じる」という破局的認知，2）「痛みが消えるかどうか，ずっと気にしている」ような痛みに注意を向け過ぎている傾向，3）疼痛を回避するために，入浴の介助を求めたり，外出を減らすなどの行動の変容などが「痛みの悪循環」の要因となっていることを，図 3-4 や図 3-8 のような認知行動モデルを共有しながら，理解してもらう．

　また，痛みにより制限されている活動と機能を回復させるための段階的な治療目標を設定する．患者は，初期には「痛みがゼロになること」などのように痛み自体の軽減を目標としたがる傾向が強いが，「局所的な部位の痛み（例えば腰痛）」を減らすことは目標にはできない．むしろ，「全体的に脳が感じる主観的な痛み」を減らすために，認知，感情，身体の反応，行動，注意の悪循環を断ち切ることを目標としてもらう．さらに，CBT は，痛みに上手に対処するための技術（疼痛の自己管理）を身につけることを目標に進めていくのだと理解してもらう．以上の 2 つの CBT の目標の基本原則を患者に説明し，自身の具体的な個別の目標を長期，中期，短期のような形で段階的に設定してもらう．例えば，以前のように登山をするまではいかないが，一泊旅行へ出かけることを 1 年後の長期目標，一人で買い物に行くことを中期目標（3〜4 ヵ月後のセッション終了時），手伝いなしで入浴できるようになることを短期目標（約 1 ヵ月後）とするなど，具体的にイメージできるような段階的な目標を決めて，その目標を達成していけるよう支援していく．このような介入は，段階的な身体活動量の増加（行動活性化）だけでなく，段階的な曝露療法として患者が痛みの恐怖に立ち向かう機会を与えることも目的の一つである．

▶ セッション 3：痛みの理論と腹式呼吸

　疼痛知覚と脳の関係性を説明するゲートコントロール理論を，CBT での心理教育に利用している[4]．この理論は，触覚を担う求心性の太い神経線維は，脊髄レベルでの痛覚を抑制する抑制介在ニューロンの活動を促進させることにより痛覚伝達を抑制できるというものである．この理論を応用し，注意を痛む腰に向けている場合と注意を「好きなテレビドラマ」に向けている場合とで比較し，前者が痛みを増強させ，後者が痛みを減少させることに気づいてもらい，それを脊髄および脳という中枢神経系のレベルの「ゲート」が，腰から来る痛み信号をコントロールして締め出すためであると説明すると理解してもらいやすい．さらに，ゲートコントロール理論の理解から，注意を痛み以外のものに向けることの重要性を意識してもらう．また，注意を痛みではなく，ゆっくりとした呼吸に向けることに加え，「痛みの悪循環」の元凶である交感神経系を亢進させる心身の緊張をほぐすために，リラクゼーションとしての腹式呼吸の練習を行い，習慣化するまでホームワーク home work（HW）として実施してもらう．

▶ セッション4：漸進的筋弛緩法と視覚イメージ法

前回の腹式呼吸法に加えて，別のリラクゼーション法として，漸進的筋弛緩法と視覚イメージ法についても対処スキルとして身につけてもらうまで，HWを含めて習慣化してもらう．

▶ セッション5：自動思考と痛み

上述した認知の再構成のように，**表3-3**のような思考記録表を用いて，出来事「腰痛のために一人で入浴中に動けなくなってしまった」ときの自動思考「自分一人では何もできない」や感情「悲しい」をとらえるようにする．

▶ セッション6：認知の再構成

「自分一人では何もできない」，「もし，また腰を痛めたら，自分は終わりだ」という破局的な自動思考（認知）に対する確信度を0〜100％（100％は絶対にそうだと信じる，50％は半信半疑，0％はまったく信じない）で点数化してもらい評価する．前述した思考記録表（**表3-3**）に加えて，さらに認知に対する根拠と反証を検討し，偏った意味づけに対するバランスのとれた機能的意味づけを同定することも有効である．

▶ セッション7：ストレスマネジメント：日常生活場面における疼痛増悪因子の検索と対処

ストレスと痛みは相互に増強しあっていることが理解できたら，生活環境や習慣の見直しをしていく．どんなときに痛みが増強し，または軽減するのかをモニタリングすると，生活習慣の中にも患者が気づいていない痛みの増減に関わる因子が潜んでいることが多々ある．それらを外的なストレスと内的なストレスの両面から一つ一つ確認し，痛みを強めている日常生活での要因を減らし，逆に痛みを軽減する要因を積極的に増やしていくことを促す．

▶ セッション8：時間に基づいたペース配分

器質的な要因と心理・社会的要因の両者による疼痛の場合では，運動器の疼痛によるものが多いが，一度，仕事・作業を始めると，完結するまで途中で止められず，休憩・休息なしに，健康な人でもダウンしてしまうようなハイペースで仕事・作業をぶっ続けに行うという，完璧主義的な傾向がみられることがある．その結果，疼痛の悪化が生じ，何日も寝込んでしまう．アップダウンの激しい非機能的な活動パターンといえる．このような場合，段階的なリハビリテーションを進めていこうとしても，初日に無理をし過ぎてダウンしてしまい，翌日に何もできなくなるというパターンがしばしば見受けられる．また，寝込むことで廃用性萎縮が生じ，疼痛が悪化する場合もある．そこで，このような非機能的な構想パターンを同定し，ペース配分を行う習慣を身につけてもらう必要がある．1日の活動記録表や週間カレンダーを用いて，痛みがひどくても軽くて

も，一定の頻度で休憩・休息を配分しながら，一定のペースでできる分量の仕事・作業を毎日淡々とこなすという時間に基づいたペース配分を習得していくように支援していく．

▶ セッション9：楽しい活動の計画を立てる

痛みが強くなるのを恐れて止めてしまった，楽しい活動を同定する．以前やっていたこと，健康になったらしたいと思っていることなど，患者本人が楽しいと思える活動を話し合う．この際も，達成可能で具体的な活動計画を設定することが大切である．楽しい活動をリストアップし，毎日15分行えるようにするなど，先述したペース配分を考えながら，実行できるように支援していく．

▶ セッション10：怒りの管理

怒りと痛みの関係に焦点をあてる．怒りをネガティブな感情として，意識しないように，とらえないようにしている傾向について検討する．次に，怒りの感情を否認するときに，痛みが増強するかどうか，その関連性についても話し合う．適切な自己主張を学び，「私は怒っている」のような「私は」から始まる I（アイ）メッセージを用いて，自分の感情をアサーティブに主張する練習を行う．相手の感情を尊重しながらも，自分の怒りを適切に表現できることを理解してもらい，セラピストとの間での模擬練習を経て，実際の家族あるいは介護者との間のコミュニケーションでも使用できるようにしていく．

▶ セッション11：睡眠管理法

痛みのために妨げられがちな睡眠に対する考え方と行動の仕方を学ぶ．

▶ セッション12：再発予防と再燃への備え

慢性疼痛は，他の多くの精神疾患と同様に，再燃，再発しやすい．そこで，慢性疼痛のCBTの終結後に，セラピストがいなくても患者だけで疼痛を自己管理できるように，これまで習得したCBTのスキルを総復習する．患者が，自分自身の言葉で，再発しそうになった予兆をどうとらえて，どのようなCBTのスキルを用いて再発を予防するのかを，セラピストに説明してもらう．CBT終了後は，1ヵ月後，3ヵ月後，6ヵ月後というように間隔を延ばしながら，患者がCBTによる再発防止を継続できているかを確認し，フォローアップしていくことが望ましい．

慢性疼痛のCBTの改良を目指して

a. 新たなセッション追加の試み

　複合性局所疼痛症候群 complex regional pain syndrome（CRPS），幻肢痛などが対象になりやすく，身体症状症は必ずしも適応ではないかもしれないが，これまでの第一，第二，第三世代の観点に，最新の脳科学的，心理学的知見を加えた，いわば第四世代といえるような慢性疼痛のCBTプロトコルをわれわれは検討中である（もちろん，第四世代という呼称は現段階では時期尚早であり，有効性が従来より向上したCBTであることを今後証明できるように精進したい）．慢性疼痛に対するCBTプロトコルは，確定的なものはないにせよ，痛みのメカニズムを知る心理教育，痛みによる悪循環を探る事例の定式化，痛みに対する破局的な考えの認知再構成，リラクゼーションなどによる痛みのコントロール技術の習得，といったセッションを中心に行われることが多い．

　われわれはこれらのプロトコルに加え，大脳皮質再組織化に関する心理教育や，痛み記憶に関する認知的バイアスを応用した認知再構成法など，脳科学や心理学の知見に基づいた新たな介入セッションを盛りこんだプロトコルを実践，検証中である．以下にその試みを簡単に紹介する．

▶ **ミラー・セラピーに代表される，視覚フィードバックの利用**

　幻肢痛の機序と介入方法を応用し，慢性疼痛のCBTにも，幻肢痛で使用されるミラー・セラピーを導入する試みである．幻肢痛は，切断された上肢あるいは下肢の部位に対して，その支配領域である脳部位（一次感覚運動皮質）は健常のままであり，「動け」というようなコマンドは脳から正常に出せるにもかかわらず，実際にはそのようには動かない切断四肢の部位を視認することで，脳への矛盾したフィードバックがなされる[21]．この際，大脳皮質では，切断により運動・感覚機能の連絡が途絶え，潜在化していた皮質間連絡が表面化することで，急激な可塑性変化が大脳皮質に生じ，痛みが発生すると考えられる[22]．幻肢痛のミラー・セラピーでは，切断していない健側部位を動かしているようすを鏡（ミラー）にうつし，視覚的に認識することで切断部位が自分の意志通りに動くように誤認させるトレーニングを繰り返すことで，幻肢痛が緩和することが報告されている[21]．慢性疼痛の痛む部位を動かさないでいる状態が，幻肢痛と同様に，極度に脳への感覚・運動連絡が途絶えた状態ととらえると，ミラー・セラピーによって疼痛部位と反対側（健側）が痛みなく動くようすを視認するトレーニングを繰り返すことで，慢性疼痛を減少させることが期待される．

b. トレーニングによる鮮明な運動イメージの構築

　スポーツ科学や脳卒中後のリハビリテーション医学の分野で用いられる，身体部位の運動イメージのトレーニングを慢性疼痛のCBTに応用する．疼痛部位の運動イメージ

は，視覚刺激を用いるという点で，上述したミラー・セラピーの延長線上にある．イメージを鮮明化させることを重視する研究者もいることから，例えば，左上肢の慢性疼痛を抱える患者が，左上肢を動かす運動イメージを鮮明に想像できるまで反復練習を行う．実際には左上肢を動かさずに，左上肢を動かしている場面を想像する練習なので，従来の痛みを伴う運動イメージが侵入思考として定着していた場合，これに代えて，痛みを伴わない運動イメージを視覚的に記憶に固定させることが可能になる．

c. 記憶のセッション memory work

慢性疼痛の患者は急性期の激痛の記憶を，あたかも心的外傷後ストレス障害 post traumatic stress disorder（PTSD）の患者のフラッシュバックのように，現在体験しているようにありありと感じて，圧倒されることがある．痛みのような不快な経験の記憶は，痛みの強さと時間の長さの積分（総量の合計）として正確に記憶されているわけではなく，その痛みの頂点（ピーク時）と終わり（エンド時）の強さの平均スコアとして大まかに記憶されているに過ぎないことが示されている（「ピーク・エンドの法則」）[23]．このため，痛みの記憶は，認知的なバイアスが大きくなりがちなのである．慢性疼痛の患者は，急性期の激痛の体験が痛みのピーク時とエンド時の強さがほぼ同じものとして非常に強く心に刻まれ，広義の「トラウマ的な」記憶となってしまっている．一方で，急性期の痛みが和らいだ記憶は，痛みのエンド時の記憶として採用されていない．そのため，痛みの強度の平均スコアが高止まりして，強烈な痛み体験としてバイアスがかけられて，記憶に定着されていることが予想される．したがって，対象となる強烈な痛み記憶を詳細かつ鮮明に思い出し，痛みに関連する記憶（およびネガティブなイメージ）を客観的に捉え直し，場合によっては書き直す作業 memory rescripting を行う．

d. 触覚に対する注意シフト・トレーニング

触れるケア tactile care は，患部に手をあてて10分程度「優しく包み込むように触れる」ことで効果を目指すケアである．触れるケアにより，オキシトシンの分泌を促進し，痛みを和らげるという仮説があり，また therapeutic touch とも呼ばれ慢性疼痛の緩和がみられるという研究も存在する[24]．

さらに「触れる」ことの治療効果を意識しながら，注意シフト・トレーニングを行うことが有効な可能性がある．患者自身が，痛みのある部位（例えば，自分の左上肢）に常に注意を向けてしまっている「注意バイアス」に気づき，注意のアンバランスを修正するために，自分の触覚などの体性感覚を疼痛部位と疼痛のない健常部位に自在に注意をシフトできるように練習する．

患者が触れるケアと注意の柔軟性を身につけることで痛みが軽減することが期待される．

e. 今後の展望と遠隔CBTの可能性

　慢性疼痛の患者は，疼痛部位の違い，外科手術の既往の有無，事故による訴訟の有無，うつ病などの合併する精神疾患の有無，疼痛を介護する家族の有無など多様性が大きく，個別に対応するCBTが必要と考えられる．患者の個別性に配慮した有効なCBTのプロトコルの確立のためにはさらなる研究が必要である．

　また，痛みのために毎週通院が困難であったり，離島や過疎地のためCBTの提供が困難な場合，医療機関と患者の自宅をインターネット上の簡便なweb会議システムでつなぐ遠隔診療（オンライン診療）を，慢性疼痛のCBTに用いる可能性について，現在われわれは検証中である．

　ただし，高齢の慢性疼痛の患者の場合は，インターネット環境が自宅になかったり，web会議システムの使用が不得手であることも多い．よって，慢性疼痛を抱える高齢者は自宅でweb会議システムを用いてCBTを受けることが困難な場合も想定される．その際は，毎週通院可能な地元の医療機関が患者のためにインターネット環境を整備して，web会議システムの使用を代行してあげることが考えられる．つまり，開業医や地域の病院のリハビリテーション室の理学療法士，作業療法士などが，インターネットを利用できない高齢者の慢性疼痛の患者に，手取り足取り，インターネットの使い方を教えるわけである．このようにして，高齢の患者も地域の医療機関にいながら，痛みセンターのセラピストからの遠隔診療でのCBTを受けることが可能になる．

　このような方法によって，疼痛により外出が困難で，遠方への通院が困難な患者にも質の高い医療を提供できるようになると，慢性疼痛の患者にとって有効な治療の選択肢が1つ増えることになると考えられる．今後は，このような遠隔診療でのCBTの実用性を明らかにすることも重要であると考える．

〈清水栄司，田口佳代子，沼田法子〉

文　献

1) Treede RD, et al：A classification of chronic pain for ICD-11. Pain 156 (6)：1003-1007, 2015.
2) 服部政治：日本における慢性疼痛を保有する患者に関する大規模調査．ペインクリニック 25：1541-1551，2004.
3) 服部政治：日本における慢性疼痛保有率．日薬理誌 127 (3)：176-180, 2006.
4) 厚生労働行政推進調査事業費補助金慢性の痛み政策研究事業「慢性の痛み診療・教育の基盤となるシステム構築に関する研究」研究班 監修，慢性疼痛治療ガイドライン作成ワーキンググループ 編集：慢性疼痛治療ガイドライン＝Clinical Practice Guideline for Chronic Pain. 慢性疼痛治療ガイドライン作成ワーキンググループ，真興交易（株）医書出版部，2018.
5) Yoshino A, et al：Effectiveness of group cognitive behavioral therapy for somatoform pain disorder patients in Japan：a preliminary non-case-control study. Psychiatry Clin Neurosci 69 (12)：763-772, 2015.
6) 吉野敦雄他：慢性疼痛に対する認知行動療法のエビデンスと将来への展望について．PAIN RES 32 (4)：260-266, 2017.
7) 沼田法子他：認知療法からの診立てと治療方針．精神科治療 32 (7)：875-882, 2017.
8) 田口佳代子他：慢性疼痛の認知行動療法．臨床麻酔 42 (臨時増刊)：361-368, 2018.
9) American Psychiatric Association：Diagnostic and statistical manual of mental disorders 5th ed. American Psychiatric Association, 2013.

10) Clark DM, eds（伊豫雅臣 監訳）：認知行動療法の科学と実践．星和書店，2013.
11) Fordyce WE, et al：Operant conditioning in the treatment of chronic pain. Arch Phys Med Rehabil 54（9）：399-408, 1973.
12) 熊野宏昭：新世代の認知行動療法＝The third-generation cognitive and behavioral therapies．日本評論社，2012.
13) Kabat-Zinn J（春木豊 訳）：マインドフルネスストレス低減法．北大路書房，2007.
14) Morley S, et al：Systematic review and meta-analysis of randomized controlled trials of cognitive behaviour therapy and behaviour therapy for chronic pain in adults, excluding headache. Pain 80（1-2）：1-13, 1999.
15) Williams AC, et al：Psychological therapies for the management of chronic pain (excluding headache) in adults. Cochrane Database Syst Rev 11, 2012.
16) Knoerl R, et al：Chronic pain and cognitive behavioral therapy：an integrative review. West J Res 38（5）：596-628, 2016.
17) Sullivan MJ：The pain catastrophizing scale：development and validation. Psychological Assessment 7（4）：524-532, 1995. doi：10.1037/1040-3590.7.4.524
18) 松岡紘史他：痛みの認知面の評価：Pain Catastrophizing Scale 日本語版の作成と信頼性および妥当性の検討．心身医学 47（2）：95-102，2007.
19) Ortis JD（伊豫雅臣他 訳）：慢性疼痛の治療：治療者向けガイド―認知行動療法によるアプローチ―．星和書店，2011.
20) 伊豫雅臣他 編：慢性疼痛の認知行動療法"消えない痛み"へのアプローチ．日本医事新報社，2016.
21) Ramachandran VS, et al：Touching the phantom limb. Nature 377（6549）：489-490, 1995.
22) Flor H, et al：Phantom limb pain：a case of maladaptive CNS plasticity？ Nat Rev Neurosci 7（11）：873-881, 2006.
23) Fredrickson BL, et al：Duration neglect in retrospective evaluations of affective episodes. J Pers Soc Psychol 65（1）：45-55, 1993.
24) Marta IE, et al：The effectiveness of therapeutic touch on pain, depression and sleep in patients with chronic pain：clinical trial. Rev Esc Enferm USP 44（4）：1100-1106, 2010.

C. 慢性疼痛のACT（アクセプタンス＆コミットメント・セラピー）

1 慢性疼痛診療の難しさ

　慢性疼痛や身体症状症を苦手とする精神科医は多いのではないだろうか．慢性疼痛の診療では，通常の医学的な診療の枠組み，すなわち治療によって症状を改善させることを目標として診療を進めていると，しばしば治療運用が難しくなる．その一因は，慢性疼痛を含む慢性機能性身体症状の難治例では，多要因が複雑に関与していることが多く，「原因」へのアプローチが難しい点ではないだろうか．身体的要因としては，末梢性・中枢性の器質的要因の他，筋緊張亢進などの機能的要因があげられる．また，心理的要因としては，併存するうつ病や不安症などの精神医学的要因，あるいは動作・運動習慣やその他の生活習慣などの行動的要因，痛みに対する破局的思考や動作恐怖などの認知的要因，そして不安や怒りといった感情的要因などがあげられる．また，縦断的な要素に目を向けると，幼少期からの両親との関係や虐待・トラウマなどの生活歴，自己肯定感や他者への信頼感といった愛着やパーソナリティに関わる要因，そして生得的な発達傾向なども現在の症状に影響を与えている．さらに，患者の周囲に目を向けると，現在の家族関係・友人関係・就労環境・経済状態などの社会的要因，そして医療不信を含めた医療者との関係も病態に影響を与える．

　このように，さまざまな要因が複雑に絡み合っている病態に対して，心理面からどのようにアプローチすればいいのだろうか．慢性化・難治化した，いわゆる「こじれている」場合は，認知的要因や行動的要因といった一部の要因を変容させようとしても，多くの場合は病態全体を動かすのは難しい．「痛みの背景にある，患者の人生全体を支配している苦悩とは何か」「痛みを取り扱う以前に，そもそも患者はどのような生き方を望んでいるのか」といった，表面に現れる症状よりも深いレベルの事象を取り扱う必要があることも多い．

　そのような場合に有力な方法として，1980年代に開発された第3世代の認知行動療法 cognitive behavioral therapy (CBT) に位置づけられるアクセプタンス＆コミットメント・セラピー acceptance and commitment therapy (ACT) が知られている．

　ACTの最大の特徴は，その世界観が医学とは根本的に異なる点であり，上述のような「原因」へのアプローチを行わないことにある．そして，「症状の改善」を目指すのではなく，「（症状は症状として）人生をいかに生きるか」に主眼を置いており，したがって「治療」ではなく，「トリートメント」や「セラピー」などと表現される．医学とは正反対のアプローチ法を採用しており，臨床では医学的アプローチが困難な症例に対してむしろ適用しやすい．比較的シンプルな病態にも効果を示すが，慢性化し，こじれた病

態にこそ効果を発揮する．ただし，病院臨床でACTを使いこなすには，まず医学のスタンスとの違いを理解することが前提となるため，その点から述べる．

医学の世界観：要素還元主義

　医学を含む諸科学は，要素還元主義（要素的実在主義，機械主義）の世界観に基づいている．この世界を構成要素に分割し，その総体として世界が構成されていると考えるものである．医学ではヒトの身体を精密な機械とみなし，神経系・循環系・内分泌系といったシステム，心臓・肺・肝臓といった臓器に分割し，さらには細胞レベルに分けていく．分子生物学は，細胞を細胞内構造体や遺伝子といった構成要素に分けて，その性質や作用を取り扱う．この世界観では，「原因となる要素を発見し修正することで，症状や苦痛の除去・軽減を目指す」ことが前提とされている．医学教育を受けてきた医療者や，治療を期待して病院を受診する患者にとっては，普段，その世界観から世界をみていると意識することもない，知らず知らずのうちに巻き込まれている世界観である．そして，われわれの生きる一般社会でも，「疲れたときは○○ドリンクが効きます！」といった広告などのメッセージが流通し，不快感をできるだけ避けるように商品がデザインされるなど，苦痛は避けるべきものとみなされている．この世界観は，「原因」の修正・除去が可能なものであれば，きわめて有用である．医学の目覚ましい進歩によって，昔は治癒困難であった感染症や内科疾患などが次々とコントロールされるようになり，人類が大きな利益を得てきたことは間違いない．

　精神医学でも，患者の何らかの精神的不調を神経伝達物質の異常や神経回路の活性異常といった生物学的異常に還元する立場は，身体医学と同様の世界観に基づく．さらに，思考や知覚の異常として妄想や幻覚が定義されるように，いずれも人間の精神を構成する生物学的・心理的要素に異常が生じていると捉え，異常を正常に戻して症状を軽減させることが目標になっている．

　Beckの認知療法を起源とし，それに行動的技法を組み合わせて構成される第2世代のCBTは，要素還元主義の世界観に基づくとされている[1]．第2世代CBTでは，典型的には，状況に対して人間が示す反応を思考（認知），行動，感情，身体症状の4つの構成要素に分けて捉え，それらの「正常」からの偏りや相互作用による悪循環に注目していく．そして，4つの構成要素のうち認知と行動が変容可能であるとの立場から，主に認知的技法，行動的技法を用いて症状の低減を目指す．例えば，不安症のCBTでは，認知再構成法，注意訓練や，エクスポージャー（曝露療法）などの技法を用いて，「異常」に高まっている不安の低減を目指す．「電車に乗っても，以前より不安にならなくなりました」のように，患者と治療者は不安が弱まることを指標として「問題」を解決していく．このような問題解決志向のアプローチは医学の世界観と矛盾がなく，病院臨床にも馴染みやすいのが利点であり，患者も医療者も治療原理を理解しやすい．

ACTの世界観：機能的文脈主義

　一方，ACTはそのような世界観を前提としていない．ACTは診断を限定せず，健常者も含めて人間であれば誰もがもっている苦悩の仕組みを，普遍的に説明できるアプローチを目指して開発された[2]．そして，苦悩が人間に普遍的にみられるという事実から，それが人間進化のプロセスに由来していると考え，人間の言語的プロセスそれ自体から苦悩が生じているとの発想に至ったのである．いうまでもなく，言語を操る能力は種としてのヒトに特異的な能力であり，それによってわれわれは世界を記述し，再現性のある技術を開発・利用し，社会をつくり，情報を共有することができる．つまり，われわれはそのような多大な恩恵を言語システムから受けてきた．しかし，同時にその言語がわれわれの苦しみを生んでいるとACTでは考えるのである．

　ACTでは，「コントロールこそが問題」とされる．「苦しみはなくすべきだ」「痛みがなくならなければ幸せになれない」といった，苦痛をコントロールして避けようとする考え方（ACTではコントロール・アジェンダと呼ぶ）を感情・思考・イメージなどに適用することから人間の苦悩が始まるとしている．そして，人間の苦悩の背景には，認知的フュージョン（行動よりも思考が優位に立ち，行動が言語的プロセスに支配されている状態），体験の回避（不快な感情・思考・イメージなどを除去・抑圧しようとすること）があると考える．

　このようなACTの世界観は，機能的文脈主義と呼ばれる．痛みや不安などの症状がある場合，どこかに異常があると考えるのではなく，それらの症状を特定の文脈と結びついた表現の一つとしてとらえる．言い換えると，「痛みや不安などの『症状』は，医学の文脈においては『異常』とみなされる」という立場に立つ．機能的文脈主義に基づくACTでは，苦痛が存在することは「異常」ではなく自然なことであり，したがって，ただちに除去されるべきものとは考えない．例えば，不安症のACTでは，結果的に不安が低減することはよくあるが，不安の低減が目標ではない．慢性疼痛のACTでも，疼痛やそれに伴う不安や抑うつの低減を目標とするわけではない．しかし，結果的に疼痛やそれに伴う苦悩がしばしば軽減するのは興味深い．

　ACTでは，その人が人生で最も大切にしていること，それに向かって人生を生きていきたいということを「価値」と呼ぶ．価値は個人によって違い，人生のさまざまな領域において「家族を大切にする」「サッカーを楽しむ」といった複数の価値をもちながら，それに向かって人は生きていると考える．医学の世界観では「異常の発見・修正・除去」を目指すが，ACTの世界観における目標は「この行動は患者を価値の方向へ導くか？」，すなわち「この行動は，長期的な視点で考えて，患者にとって有用か？」である．ACTは症状の軽減を目指す治療ではなく，患者が自身の価値に基づいてイキイキと人生を生きることを支援するセラピーといえる．

　なお，ACTは臨床行動分析に由来しており，セラピーでは正の強化に基づいた行動，すなわち患者本人の価値に向かう行動を増やすことが目標となる．臨床行動分析を習得

するには数年以上の専門的な訓練が必要であるが，ACT は臨床行動分析を習得していない一般の心理臨床家にも，臨床現場で実施しやすいように開発されている．ACT を実施すれば，臨床行動分析を実施したのと同様の作用・効果を示すとされており，いわば臨床行動分析のユーザー・フレンドリーなバージョンといえる．詳しくは成書[2),3)]を参照されたい．

4　ACT の適用

　ACT は，問題解決・苦痛除去の試みがうまく機能しない状態に有用である．具体的にいうと，痛みや不安などの症状を軽減させたいという思考にとらわれて行動が支配され（認知的フュージョン），痛みや不安などを感じる状況を避けている（体験の回避）ことで，短期的に痛みや不安などが少し緩和されても，長期的には価値に向かう行動が減少して QOL が低下してしまっている状態に良い適用となる．罹病期間が長く，その間にさまざまな医療機関を受診して検査を受け，薬を試し，整骨院やマッサージや鍼治療も試すなど，痛みを軽減するあらゆる試みをしてきた患者や，痛みやそれに伴う不安を避けるために安静にし，場合によっては自分にできることも他者に頼り，痛みが増悪しないことを最優先にして生活している患者，あるいは「自分は人並み以上に頑張らなければならない」といった考えにとらわれて，仕事や家事などを頑張り過ぎて痛みが持続している患者などに有用と思われる．すなわち，心理的柔軟性が低く，「〜でなければならない」「〜であるべきだ」といった硬直化した思考に行動が支配され，苦痛を避けることが優先の生活を送っていて，自分の生きたい人生を見失っている患者に役立つと考えられ，大部分の慢性疼痛患者が該当すると考えられる．また，後述のように，失感情症 alexithymia の特徴をもつ患者にも ACT は適用可能である．

　また，ACT の場合，その適用を考える際には，患者側の要因だけでなくセラピスト側についても考える必要がある．次項で述べるとおり，ACT を実施するにはセラピスト自身が ACT を体験している必要がある．医学の文脈に「治療者」として存在するかぎり，ACT をどのように患者に適用できるのかを理解することは難しいであろう．

　一方，比較的病態がシンプルであり，「原因」を発見し除去するアプローチが有用な場合，すなわち薬物療法や，「異常」を是正することを目的とした心理的アプローチにより症状が十分に改善する場合は，必ずしも ACT を適用する必要はないであろう．

　また，ACT では，症状が改善しなかった場合でも，「大事なことを学んだと思います」「痛みに対する姿勢が変わり，生活しやすくなりました」「大げさかもしれませんが，自分の生き方が変わったと思います」と笑顔で診療を終える患者をしばしば経験する．これは，筆者が医学や第 2 世代 CBT の文脈で「治療」していた頃には経験しなかったことであり，ACT の特徴といえるだろう．

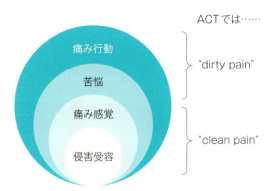

図 3-11 疼痛の多層モデル (Loeser) と ACT の関係

5 ACT のトリートメント・プロセス：体験型セラピー

　このように，ACT の世界観と，医学を含めた一般社会の世界観は大きく異なるため，ACT では体験的エクササイズやメタファーを主に用いる．患者に，機能的文脈主義という世界観から自分の生きる世界を体験してもらうためである．体験的エクササイズとして，短時間のマインドフルネス・エクササイズを用いることもある．マインドフルネスとは，「ある特定の方法で自らの体験に対して注意を向けること：意図的に，今この瞬間に，判断することなく」と定義されている[4]．すなわち，過去や未来などについての思考に埋没するのではなく，今この瞬間に存在する身体感覚，感情，思考などに，それが良い・悪いという評価をすることなく，単に注意を向けることである．

　一方，言語的な説明や議論をし過ぎると，言葉で現象を記述する要素還元主義に戻ってしまい，原因を探して修正しようとするコントロール・アジェンダに戻ってしまうため，ACT では言語的な説明や議論にはできるだけ頼らない．これは，医学や第 2 世代 CBT で「○○を改善させるために，〜を行いましょう」「〜をすると，○○が良くなると思いますよ」のように治療の根拠や予想される効果を患者と言語的に共有するのとは対照的である．ACT でも簡易なマインドフルネス・エクササイズをしばしば用いるが，その目的は「マインドフルネス瞑想を繰り返すことで脳を変化させる」でもなく，「マインドフルネス瞑想によって反芻を減少させ，気分を改善させる」でもない．「言語的な説明を通さずに，『痛みとともに前に進むという生き方がある』と体験的に気づいてもらう」のが目的である．

　図 3-11 は，慢性疼痛でよく知られている Loeser の疼痛の多層モデルに，ACT における疼痛の捉え方を筆者が追記したものである[4)~6)]．まず，(発見されない場合もあるが) 外傷や炎症などの「侵害受容」があり，その次に「痛い」という「痛み感覚」が生じる．ここまではヒト以外の動物でも同様である．さらに，ヒトにおいては，痛みに伴って「苦悩」が生じる．「痛みに対して自分にできることはない」「痛みがあるかぎり自分は幸せになれない」「誰もこの痛みの苦しみをわかってくれない」といった苦悩であり，言語的プロセスによって生まれる苦しみである．そして，そのような苦悩によって「痛み行

動」をとるようになる．それは，痛みを避けるために病院を何度も受診する，痛みが増悪しないように安静を続ける，社会との関わりを避ける，他者に痛みを知ってもらいたくて苦痛を過剰に表現する，といった痛みに支配された行動である．ACT の世界観に照らし合わせると，言語的プロセス以前の体験である「侵害受容」「痛み感覚」を ACT では clean pain と呼び，言語的プロセスによって増幅した苦しみである「苦悩」「痛み行動」を dirty pain と呼ぶ．コントロール・アジェンダに支配されて clean pain を避け続けていることが dirty pain であり，dirty pain が増幅しているとともに価値に基づいた行動が減少していると捉える．すなわち，ACT では「clean pain を進んで受け入れて，自らの価値に向かって生きる」ことを目指す．その過程で，結果的に dirty pain が小さくなっていき，興味深いことに，患者が自覚する症状としての痛みや不安などの強度も結果的にしばしば減少する．ここで注意したいのは，患者に「dirty pain を減らすために clean pain を受け入れましょう」とは説明しない，ということである．そのような説明をした途端に，コントロール・アジェンダに戻ってしまう．ACT の世界観は，言語的プロセスを通すと体験できない．単に「clean pain を進んで受け入れて，自らの価値に向かって生きる」のであり，その結果として何が起こるかは，実際に体験して初めてわかるのである．

　機能的文脈主義は，要素還元主義の世界観で生きる人にとって字義的には理解できず，体験して初めて理解できるものである．したがって，ACT セラピストはこの世界観を体験的に（換言すれば，言語的ではなく身体的に）理解し，その文脈でセラピーを行うことが必要とされる．ACT を実施するためには，まず，自分に ACT をする必要があるのである．その際には，患者向けのセルフヘルプ・ブック[7]が役立つであろう．もちろん，文章を読んで言語的に理解しようとするだけでは不十分であり，ACT のエクササイズやメタファーを自分に真摯に適用し，身をもって体験することが重要である．

ACT のトリートメント・プロセス：創造的絶望と 6 つのコア・プロセス

　ACT では，初めに「創造的絶望 creative hopelessness」というプロセスからセラピーを始めることが一般的である．これは簡単にいうと，自分の気持ちをコントロールしようと懸命になるほど，豊かで充実した生活は遠のき，悩みや苦しみが増える，という現実を受け入れることである[3]．要素還元主義の世界観による「症状をコントロールする戦略」がうまく機能していないことを確認し，実感するプロセスといえる．病院を受診するほぼすべての患者は，痛みや不安などの不快な症状を取り除きたいと強く期待しているため，病院臨床では創造的絶望のプロセスを徹底して実施する必要がある．

　創造的絶望のプロセスでは，患者に「これまでに痛みに対してどんなことを試してきましたか？」「それは，どのように役立ちましたか？」「そのために，どのような代償を払

C. 慢性疼痛の ACT（アクセプタンス＆コミットメント・セラピー）

いましたか？」という質問をするのが一般的である[3]．今まで行ってきた対処法のうち，痛みを回避する・軽減させるために行ってきた対処法は，短期的には効果があったとしても長期的には必ずしも機能していないことを確認していくプロセスである．具体的には，「クリップボードのメタファー」[3]がわかりやすく，よく用いられるメタファーである．A4の紙を挟む事務用品のクリップボードを痛みに喩えて患者と押し合うことで，痛みを避けるためにしてきた行為が長期的にはどのような影響を及ぼしているか，そのために何を失ってきたかを体験してもらう．また，同様のメタファーとして，「モンスターとの綱引き」などもある[3]．また，痛みに対する対処法をリストアップし，短期的な効果（対処法を実施した直後の効果）と，長期的効果（長い目でみて，自分の人生が充実しているか）を率直に話し合うことも有用である．そして，「なるほど，痛みを減らそう，痛みを避けようとしていろいろやってきたけれども，どれも長い目でみるとうまくいっていないようですね．では，それらとは違う新しいやり方を試してみませんか？」と話していくと自然であろう．ここで，患者から「では，どうすればいいですか？」と聞かれることもあるが，その場合は「新しいやり方は言葉で説明されてもなかなかわからないものですよね．例えば，新しい泳ぎ方を言葉で説明されても，泳げるようにはなりませんよね．まずは泳いでみて，体験したことから感覚をつかむのが大事です．ここでは，新しいやり方をやってみて，感覚をつかんでいただきたいと思っています．よろしいですか？」といった説明をして，体験型セラピーであることを共有するのもよい．

次に，6つのコア・プロセスを通して，心理的柔軟性を高めていくことが ACT での目標となる．この6つのプロセスは，図3-12のように六角形の角に1つずつのプロセスがあり，さらに，その中央に心理的柔軟性が位置づけられたヘキサフレックス hexaflex と呼ばれるモデルで示されるのが一般的である．ヘキサフレックスは六角形 hexagon と柔軟性 flex から成る造語で，心理的柔軟性は6つのコア・プロセスが機能している状態である．左側の4つのプロセスがマインドフルネスとアクセプタンスのプロセス，右側の4つはコミットメントと行動活性化のプロセスである．6つのコア・プロセスを行うべき順番は決まっていないが，伝統的なプロトコルでは図の左側の「アクセプタンス」と「脱フュージョン」から行うことが多い．特に筆者の経験では，うつ病やトラウマなどによって，価値のワークに取り組むと，「自分には向かいたい価値などない」「自分は無力であり，価値に向かって行動することはできない」といった思考にとらわれたり（認知的フュージョン），価値に触れようとすると引き起こされる絶望感や罪責感などの感情や身体感覚を感じることを避けたり（体験の回避）する場合は，初めに十分に時間をかけて「アクセプタンス」と「脱フュージョン」から始めるとうまくいく印象がある．また，失感情症のように自分の感情，感覚や思考に気づきにくい場合も，「アクセプタンス」と「脱フュージョン」から始めて，感情，感覚や思考に気づいてそのままにしておく体験を重ねていくと，ACT に導入しやすくなる．

一方，慢性疼痛のプロトコルでは，図の右側の「価値」と「コミットされた行為」から

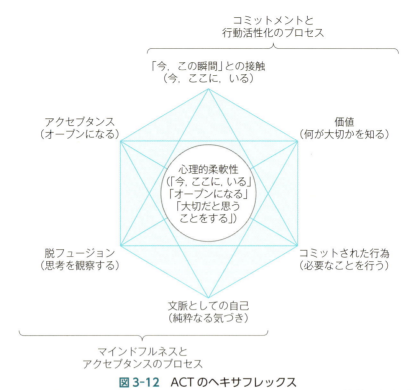

図 3-12 ACT のヘキサフレックス

（文献 3 より一部改変）

行うことが多い．セラピーへの動機づけが低い患者の場合は，価値のワークを早めに行うことが動機づけを高めることに役立つからである．また，病院臨床では，創造的絶望の次に価値のワークを行うと効果的なことが多い．これまでの「痛みを避けることが最優先の生活」と，「自分の価値に向かって行動する生活」との違いを患者が体験し，新しい行動指針へと自然に動機づけられるのを援助するためである．

「価値」とは，自分は人生でこれをやりたい，これを大切にしたい，いつもこんなふうに行動したい，ということを「言葉にしたもの」であり，日々の生活において私たちを導き，私たちの行動を動機づける「軸となるもの」である[3]．墓碑銘のエクササイズ（「どのような人生を送りたいか」を自分の墓標に刻む文章として書く）などがよく知られている．また，魔法の杖というメタファーも簡便で有用である．「私が魔法の杖を振ったら，つらい思考や感情，記憶があなたに何の影響も与えなくなります．すると，あなたの人生はどうなりますか？あなたは何を始めますか？」といった質問をしていく[3]．後述の「心理的バリア」がなくなったと仮定することで，何に向かって人生を進んでいきたいかを明確化する，ということである．価値がなかなか明確にならない場合は，複数の価値のメタファーやエクササイズを用いて，時間をかけて価値に取り組む．

「コミットされた行為」とは，価値に導かれ，動機づけられながら，広範囲に効果的な行動パターンをとることであり，課題や試練に直面したら，今の行動を貫くべきか変えるべきかをすぐに判断し実行することであり，価値に基づいて生きるために必要な行動をとることである[3]．価値に向かう行動を増やしていくプロセスであり，具体的に

は，一般的な行動活性化の技法を用いて行動形成をしていく．その際，ACTに特徴的な点は，「心理的バリア」とともに価値に向かって進んでいけるように援助することである．心理的バリアとは，価値に向かう行動をとる際に心に現れてくる不快な感情・思考・イメージ・身体感覚のことである．つまり，痛みや不安を軽減させてから前に進むのではなく，痛みや不安とともに前に進む行動を支援する．ACTの最終的な目標は，このコミットされた行為というプロセスを患者自身が継続していくことであり，それにはすべてのコア・プロセスを総動員して取り組むことが必要である．したがって，セラピーの早い時期からコミットされた行為を行う場合は，並行してアクセプタンス，脱フュージョン，今この瞬間との接触，文脈としての自己というプロセスも順次，行っていくことになる．

　「脱フュージョン」とは，思考と自分が一体化（フュージョン）している状態に対し，思考から一歩下がって距離を置き，思考から自分を切り離すことである[3]．自分の思考にとらわれて思考と現実の区別がつかなくなるのではなく，思考がただの「思考」だと気づき，思考が浮かぶも消えるも自由に行き来させる．そして，脱フュージョンでは，患者に「思考は行動をコントロールしていない」ことを体験を通して理解してもらうことが重要である．思考とフュージョンしている状態では行動は思考に大きく影響されるが，脱フュージョンした状態では思考の影響は大幅に減少する．いうなれば，われわれは思考の外に出て，思考から自由になるのである．このように，思考の内容を変えずとも思考の行動への影響が減少するのが脱フュージョンであり，思考内容の変容を目指す第2世代CBTの認知再構成法とは異なる．よく行われるエクササイズとしては，「〜という思考・感覚があります」と内的体験にラベル付けをする，ワード・リピーティング（「ミルク，ミルク，……」などと言葉を繰り返し発音することで，言葉の意味が崩壊して単に音として認識されることを体験する），思考をカードに書いて持ち歩く，などがある．また，脱フュージョンのメタファーは比較的簡単につくることができ，患者のこれまでの行動のヒストリーに合わせてつくるのも有用である．例えば，ゲームが好きな患者であれば，「ゲームのキャラクターが自分の思考をしゃべっている」といったメタファーがフィットするかもしれず，患者と一緒にその場でメタファーを考えるのも面白い．

　「アクセプタンス」とは，自分の思考と感情をあるがままの状態にしておくことであり，その思考・感情が心地良いものでも不快なものでも，心を開いて，それを受け入れる場所をつくることである．思考や感情に抗うのをやめ，それが自然と湧き起こったり消えたりするのに任せることである[3]．苦痛を伴う内的体験にオープンになり，戦ったり避けたりするのではなく，ただそこにあるがままの状態で置いておく．間違えやすいことであるが，アクセプタンスはあきらめること，我慢すること，耐えることなどでは決してない．言語的に理解しようとすると，アクセプタンスはそのような誤解をされやすい．また，思考・感情・イメージなどを進んで受け入れることであり，現実の生活状況を受け入れることではない．さらに注意したいのは，アクセプタンスのエクササイズ

では「偽のアクセプタンス」が生じうる点である[3]．アクセプタンスのエクササイズでつらい感情をアクセプトして苦痛が和らぐことを経験すると，苦痛から逃れるためにアクセプタンスをテクニックとして使い始めてしまうことがある．例えば，患者が「不安をそのままにしていたら，不安がなくなりました．これはいいですね！　これからは，不安をなくすために，不安をそのままにしようと思います」などと話し始めたら要注意である．いうまでもなく，これはコントロール・アジェンダの罠に陥っている状態であり，セラピストは常に意識する必要がある．実際のセッションでは，苦痛を伴う感情を観察し，スペースをつくってそのままにするといった瞑想的エクササイズがよく行われる．また，「ホームレスのジョー」のメタファーもわかりやすい[2]．これは，自宅で家族や仲間とパーティーを楽しんでいるときに，ホームレスが玄関を開けて勝手に入ってこようとするメタファーである．不快な客を追い返そうとして玄関で格闘している間はパーティーに参加できず，パーティーに参加するためには不快な客も歓迎して自宅に招き入れることが必要だということを体験してもらう．

　「今この瞬間との接触」とは，自分の思考に埋没せず，今体験している内容を十分意識しながら「今，ここ」に存在することである[3]．「あんなことはしなければよかった」「これからどうなるだろうか」といった過去や未来についての思考にふけってしまい，今この瞬間に起こっていることに対して「うわの空」になることは誰にでもあるが，ACTでは，必要に応じて意識を向ける対象を柔軟に変えて，今この瞬間の体験に触れられるようになることを目指す．そして，このプロセスを促進するためには，セラピスト自身がセッション中に「今，ここ」に存在するよう心がけることが重要である．「セラピーがうまくいっているだろうか」「患者の行動を変えなければならない」といった思考にセラピスト自身が埋没しそうになったときは，その思考とともに「今，ここ」に戻り，今この瞬間との接触を体現するよう心がけるのである．また，今この瞬間との接触は，脱フュージョンやアクセプタンスに必ず伴うものである．なぜなら，両者とも今この瞬間にもっている思考や感情を意識するところから始まるからである．それと同時に，今この瞬間との接触は，価値に沿った行動をとる際にも必ず伴う．今この瞬間の価値に触れたときに心と身体に生じる，イキイキとした感じ，充実・躍動する感じによって，今触れたものが価値であるとわかる．図3-12において，今この瞬間との接触が左の「マインドフルネスとアクセプタンスのプロセス」にも，右の「コミットメントと行動活性化のプロセス」にも属しているのは，このような理由からである．実際のセッションでは，「今この瞬間」に意識を向けながらお茶を飲む・歩くなどのエクササイズ，初めて見るもののように自分の手を見るエクササイズ，あるいはセッション中に「今，どんなことを感じていますか？」「今，身体にどんなことが起こっていますか？」と何度も「今」に注意を向ける，といったことを行う．

　「文脈としての自己」とは，思考や感情ではなく，思考や感情が動き回る「空間（スペース）」である[3]．また，思考や感情を観察する「視点」であり，そして，思考，感情などが変わっていっても，すべてのことに気づいている変わらない〈私〉のことである．

つまり，自分の思考や感情や身体を意識することができて，身体の外の現実世界も意識することができる，さらには自分が意識していることも意識することができる「視点」である．確かに私の一部であるが，言語を超越した体験であり，言葉では説明できない．雲が浮かんでいる「空」そのものは，雲を使って記述することはできず，あえて表現するならば「雲が浮かんでいるところ」である．ここで重要なのは，ACTでは，文脈としての自己を持続的に体験することを目指すわけではなく，すぐ思考に引き戻されて一瞬の体験で終わってもかまわないという点である．自分の中にいつでも到達できる「スペース」があり，それは思考や感情を観察する「視点」であり，思考や感情を入れている「空間」である，ということを体験していることで，私たちは思考や感情から自由になって行動しやすくなる．セッションでは，思考や感情，感覚を意識することで，意識する視点である〈私〉に気づく瞑想的エクササイズや，チェス盤のメタファー（思考や感覚をチェスの「駒」に喩えて，「文脈としての自己」を駒を乗せて自由にさせている「チェス盤」に喩えるメタファー）などがよく用いられる．

以上の6つのコア・プロセスは，1つをマスターすれば次に進むといった境界が明確なものではなく，心理的柔軟性を6つの側面からみたものであり，互いに重なり合っている．したがって実際のセッションは，6つのコア・プロセスと創造的絶望を行ったり来たりしながら進行していく．6つのコア・プロセスすべてが含まれるメタファーとして，「バスの乗客」メタファー[2]が知られている．筆者の経験では，セラピーの後半で実施すると，それまでに扱ってきた6つのコア・プロセスが有機的につながるため非常に効果的である．なお，このメタファーについては，後述の症例の中で詳しく紹介する．

7 慢性疼痛ACTのエビデンス

では，医学や第2世代CBTと異なる世界観に基づいているACTは，慢性疼痛に対してどれほどの効果を示すのだろうか．現時点では，第2世代CBTや，ACTと同じ第3世代CBTに分類されるマインドフルネス瞑想に基づく介入 mindfulness-based interventions（MBI）に比べて，ACTのエビデンスがやや強いと考えられる．

慢性疼痛に対する第3世代CBTのメタ解析[8]では，ACTとMBIの無作為化比較対照試験 randomized controlled trial（RCT）が解析された．待機群，教育・サポートグループ，通常治療を対照群としたRCTが25本収集され，そのうちACTが9本，MBIが16本であった．表3-5に，全RCT 25本を統合した第3世代CBTの効果量として標準化平均値差 standardized mean difference（SMD）を示す．介入終了時の疼痛には小さな効果，それ以外のアウトカムでは中程度〜大きな効果を示しており，フォローアップ時（介入終了2〜6ヵ月後）でも効果は維持されていた．ここで，むしろ介入終了時よりもフォローアップ時で疼痛への効果量が増加する傾向にあることに注目したい．慢性疼痛に対する第2世代CBTのメタ解析では，通常治療と比較して，治療終了時では疼痛と機能障害に対して小さな効果を示したが，効果は持続せず，フォローアップ時

表3-5 通常治療と比較した第3世代CBTのSMD

	介入終了時	フォローアップ時
疼痛	0.24 [0.06, 0.42]	0.41 [0.14, 0.68]
抑うつ	0.43 [0.18, 0.68]	0.50 [0.19, 0.80]
不安	0.51 [0.10, 0.92]	0.57 [0.00, 1.14]
疼痛による生活障害	0.62 [0.21, 1.03]	1.05 [0.55, 1.56]
機能障害	0.40 [0.01, 0.79]	0.39 [0.11, 0.67]
QOL	0.44 [−0.05, 0.93]	0.66 [0.06, 1.26]

MBI, およびACTのRCTを統合した第3世代CBT全体の効果量（pooled SMD）と95％信頼区間を示す．フォローアップ時は介入終了2〜6ヵ月後である．なお，有意なSMDを太字とした．

（文献7を参考に作成）

表3-6 MBIとACTのSMD

	MBI	ACT
疼痛	0.15 [−0.01, 0.30]	0.38 [0.00, 0.76]
抑うつ	0.18 [0.03, 0.34]	0.82 [0.30, 1.33]
不安	−0.01 [−0.40, 0.38]	0.64 [0.24, 1.05]
疼痛による生活障害	0.56 [−0.28, 1.40]	0.64 [−0.23, 1.06]
機能障害	0.21 [−0.05, 0.47]	0.75 [−0.10, 1.61]
QOL	0.14 [−0.10, 0.39]	0.77 [−0.13, 1.67]

MBIとACTを別に解析したSMDと95％信頼区間を示す．有意なSMDを太字とした．

（文献7を参考に作成）

には通常治療と有意差を認めなかった[9]．このメタ解析には比較的古いRCTが多く，注意機能への介入要素（注意訓練など）を加えた現代的な第2世代CBTであればさらに効果が大きくなる可能性があるが，いずれにせよ第3世代CBTは有望といえる．

次に，ACTとMBIを別に解析した結果を表3-6に示す．ACTのSMDが，MBIに比べてすべてのアウトカムで上回った．特に，抑うつ，不安，疼痛による生活障害，機能障害，QOLでは中程度〜大きな効果を示した．

ただし，他のメタ解析によると，ACTとMBIのフォローアップ時の疼痛に対する効果量はおおむね同じであった．Hughesらのメタ解析[10]では，ACTのフォローアップ時（6ヵ月後）の疼痛に対するSMDは0.31 [95％信頼区間0.01, 0.61]であり，Hiltonらのメタ解析[11]では，MBIのフォローアップ時（中央値12週後）の疼痛に対するSMDは0.32 [0.09, 0.54]であった．ただし，RCTの選択基準が異なり，また介入終了からフォローアップまでの期間も異なるため，2つのメタ解析の結果を単純に比較できないことに注意が必要である．

以上のことより，現時点では，慢性疼痛に対して第2世代CBTやMBIに比べてACTが有力な可能性があるが，まだ結論は出ていないと考えられる．

C. 慢性疼痛の ACT（アクセプタンス&コミットメント・セラピー）

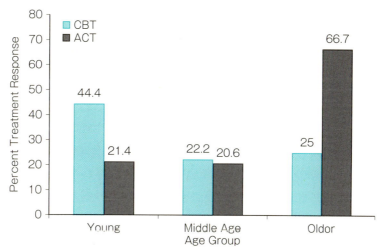

図 3-13　Young（18〜45 歳），Middle Age（46〜64 歳），Older（65 歳以上）の年齢層別に，治療終了 6 ヵ月後時点での治療反応率を示している．治療反応は Brief Pain Inventory の interference subscale の 30% 以上減少と定義されている．

（文献 12 より引用）

　また，第 2 世代 CBT と ACT の効果と年齢の関連を検討した Wetherell らの興味深い研究がある．18〜89 歳の慢性疼痛患者 114 人に対して，第 2 世代 CBT と ACT を比較した RCT が行われ[12]，二次解析で CBT と ACT の効果と年齢の関連性が調べられた[13]．年齢層別の治療反応率を図 3-13 に示す．45 歳以下では第 2 世代 CBT が ACT を上回り，46〜64 歳では第 2 世代 CBT と ACT はほぼ同等であるが，65 歳以上では第 2 世代 CBT に比べて ACT が上回った．Wetherell らはこの理由を，「高齢者は痛みを減らそうとする努力がうまくいかなかったことを非常に多く経験しており，高齢者には痛みの軽減ではなく，痛みとともに良く生きることに焦点を当てた介入がより魅力的であったと考えられる．一方，若年者は痛みへの対処法をすべて使い尽くしたわけではなく，したがって，痛みをアクセプトするアプローチを採用したくなかったものと考えられる」と考察している．もちろん，痛みを除去しようとする対処法を実際にやり尽くしている必要はなく，「いろいろと治療したけれどもよくならない」と痛みに対して行き詰まっていれば，ACT は良い適用となる．

慢性疼痛に対するグループ ACT "のびやかプログラム"

　では，ACT は実際にどのように行われるのだろうか．以下に，名古屋市立大学病院いたみセンターで実施している慢性疼痛のグループ ACT プログラムを紹介する．

a. プログラムの構成

　2〜6 名の小集団形式による，週 1 回×7 セッション（1 回当たり約 2 時間）で構成さ

れている．CBT を専門とする精神科医と臨床心理士によって保険診療で実施される．毎回テキストに沿ってワークをしながら進め，各回の間にはホームワーク home work（HW）が設定されている．終了から1ヵ月後，3ヵ月後，6ヵ月後には，個別のフォローアップ面接も実施される．

b. プログラム内容

本プログラムでは，慢性疼痛による困りごとに焦点を当て，痛みとの新しい付き合い方を体験を通して身につけてもらう．そうする中で，自分の人生をもう一度"のびやかに"生きることを目指しており，"のびやかプログラム"と名付けている．

内容は，Hayes & Smith (2005)[2]，Dahl & Lundgren (2006)[14]，Vowles & Sorrell (2007)[15]，Harris (2009)[3]，Muto & Mitamura (2015)[16]，坂野・武藤 (2016)[17] などを参考に作成され，改変が重ねられている．

次に各回の流れを紹介する．

● 第1回 のびやかプログラムを始める

まず，慢性疼痛に関する心理教育（痛みの定義，種類や治療）と，慢性疼痛患者にみられる代表的な悪循環を紹介する．各患者には自身の悪循環にも目を向けてもらい，痛みを取り除こうと必死になることで，長期的には余計に痛みに支配された生活に至る可能性を検討してもらう．こうした検討や「痛みモンスターとの闘い」のメタファーを通して，痛みを取り除くことから，痛みがありつつも価値に沿った生活を送ることへと治療文脈の変化を促す（創造的絶望）．そのうえで，痛みや痛みに伴う思考や感情を外在化し，観察するエクササイズを行う（マインドフルネス，アクセプタンス）．

HW としては，痛みや痛みに伴う思考や感情に対する「これまでの対処法」の振り返りと「活動記録表」の作成を行う．

● 第2回 「いたみ」とのこれまで，これから

前半では，第1回の HW とした「これまでの対処法」の有効性を検討し，これまでの痛みを取り除こうとする対処法を手放し，価値に沿った生活を始めるという治療文脈を再共有する（創造的絶望）．そのうえで，痛みや痛みに伴う思考や感情をありのまま観察するエクササイズとして「5分間呼吸瞑想法」を行う（マインドフルネス）．後半では，同様に HW とした「活動記録表」を通して現状把握を行い，今後の目標を共有する．さらに，これまでの人生で熱心に取り組んできた活動の振り返り（「各年代での思い出」）を通して，自身の価値を思い出す手続きを行う（価値の明確化）．

HW としては「5分間呼吸瞑想法」と「各年代での思い出」の振り返りを行う．

● 第3回 あなたの「大切なもの」を思い出す

冒頭で「5分間呼吸瞑想法」を行う．なお，第3回以降では，毎回セッションの冒頭で「5分間呼吸瞑想法」を実施する（マインドフルネス）．その後，自身の価値を思い出す手続きとして，HW の「各年代の思い出」の振り返り，「価値動詞のエクササイズ」「人生のコンパスの作成」を行う（価値の明確化）．

HWとしては「5分間呼吸瞑想法」「人生のコンパスの作成」の続きを行う．さらに，日常生活の中で「価値に向かう活動」を試してもらい（コミットされた行為），その中で生じる心理的バリアを見つけてくることが求められる．

●第4回　「こころ」の動きを観察する

　HWの「人生のコンパスの作成」を振り返るとともに，各患者が「価値に向かう活動」を試した際に生じた心理的バリアを整理する．そのうえで，そうしたバリアを取り除こうとするのではなく，それらも引き連れながら価値に向かうというスタンスを，「バスの乗客」のメタファー（次項参照）を用いて感覚的につかんでもらう（創造的絶望，アクセプタンス）．さらに，バリアとの具現的な関わり方として，「観察したものにラベルを貼るエクササイズ」を行う（マインドフルネス）．

　HWは「ラベル貼りエクササイズを加えた5分間呼吸瞑想法」と「価値に向かう活動」の実施である．

●第5回　「ことば」と距離をとる

　心理的バリアの中でも言葉（思考やルール）に焦点を当て，そうした言葉に従うことの有効性を検討してもらう．そのうえで，そうした言葉に従うことが長期的に有用でない場合は，そうした言葉と距離をとり，それらを外からみることを提案する．その具現的な方法として，「カード＝思考のエクササイズ」，「"私は○○という思考をもっている"エクササイズ」を行い（脱フュージョン），日常の中で試してみることが提案される．

　HWは「5分間呼吸瞑想法」「価値に向かう活動」の実施である．

●第6回　「価値」に向かう今この瞬間を味わう

　再度「バスの乗客」のメタファーを通して，プログラムの総復習を行う．また，お茶を味わうことや自分の身体（手）の観察を通して，マインドフルネス・エクササイズを実践し，日常生活の中で実践できるマインドフルネスについて紹介を行う（今この瞬間との接触）．

　HWは「5分間呼吸瞑想法」に加え，普段行っている活動や価値に向かう活動をマインドフルに行うことが提案される．

●第7回　「いたみ」とともにのびやかに生きる

　HWの「価値に向かう活動」の実施を振り返り，今後の生活に向けた短・中・長期的な目標を検討する（コミットされた行為）．また，プログラムの総復習として，これまでに取り組んできたACTのプロセスを通して，心理的柔軟性がどの程度変化したかを自己評価してもらい，心理的柔軟性を高めるために必要な今後の取り組みを明らかにする．さらには，自身の人生の終盤にどうありたいかを想像することによって（「卒寿の祝いに」），今後の人生で大切にしたいあり方を再確認してもらう（価値の明確化）．

　第7回以降のHWとしては「5分間呼吸瞑想法」に加え，普段行っている活動や価値に向かう活動をマインドフルに行うことが，引き続き推奨される（マインドフルネス，コミットされた行為）．

9 慢性疼痛に対する個人ACT

最後に，慢性疼痛に対する個人ACTの症例を紹介する．実際の症例に基づいているが，個人が特定できないように複数例を組み合わせて改変した架空症例である．

［40歳代，女性，会社員］

主訴：左肩〜上肢痛，腰背部痛

発達歴：出生・発達に特記事項なし

家族歴：特記事項なし

病前性格：何事も頑張り，真面目で明るい性格

生活歴：母親から厳しくしつけられ，小学校高学年頃から勉強を頑張っていた．学校生活や友人関係では特記すべきことはなく，受験勉強を頑張り，大学に進学した．大学卒業後は広告会社に総合職として就職し，仕事に一生懸命取り組んでいた．29歳で仕事量が増えた頃に業務がこなせずに過労で風邪をこじらせ，2週間ほど休職することがあったが，復職後は問題なく勤務していた．32歳で結婚し，35歳で長男，38歳で次男を出産した．出産後は半年〜1年で復職し，夫婦共働きで子どもを育てていた．

現病歴：39歳のとき，管理職としての仕事と子育てとの両立で過労・睡眠不足の状態であった．徐々に肩こりと左肩〜上腕痛が出現．近医整形外科を受診し，鎮痛薬で症状は軽減し，増悪時に服用して仕事を続けていた．

しかし，40歳より左肩〜上肢全体に痛みが広がったため，総合病院の整形外科を受診するも頸椎X線・MRI，神経伝導速度等の検査では異常を認めなかった．鎮痛薬やプレガバリンが処方されたが，痛みは軽度改善にとどまった（数値的評価尺度 numerical rating scale（NRS）：7→6）．鍼灸院にも通院したが改善に乏しかった．

41歳，夫のサポートもあり仕事を続けていたが，顧客先とのトラブルが生じて多忙となり，腰背部痛とともに抑うつ症状が出現．近医メンタルクリニックを受診し，軽症うつ病と診断され，デュロキセチン服用と3ヵ月休職の後，抑うつ症状は軽減し職場復帰となった．しかし，左肩〜上肢痛，腰背部痛はいずれも持続したため（NRS：6），専門的な疼痛治療を希望し，当院いたみセンターを紹介受診した．

診察，および採血，頸椎・腰椎X線・MRI，神経伝導速度等の検査では異常を認めず，痛みの器質的原因は不明であった．鎮痛薬や漢方薬による薬物療法は効果に乏しかった．一方，抑うつについては安定しており，痛みを我慢しながら仕事を続けていたが，休日は痛みの悪化を恐れて外出や運動を避け，横になることが多かったため，麻酔科医より臨床心理士に心理的介入が依頼された．

a. ACTの構造

心理士がセラピスト（Th）になり，初回面接後，週1回（30分）で14回，3ヵ月後フォローアップ面接1回の計15回，個別形式で実施された．

b. アセスメントとACTによる介入計画

　初回面接の結果，休日の過ごし方として運動や外出を避けるといった回避行動が目立ち，その回避行動は，短期的には痛みや痛みの増悪に対する不安の軽減をもたらすが，長期的にはQOLを低下させていると考えられた．また，仕事や家庭では，「自分が一生懸命，頑張らなければならない」との思考がしばしば生じており，その思考に従って管理職の仕事や家事・育児をできるだけ休まずにこなし，その後に疲労感が生じて痛みが悪化していた．痛みを改善させるために，痛みについてインターネットで何度も検索し，健康食品を試していたが，効果はなかった．このことより，本症例では，痛みや不安を回避することなくありのままに観察し，思考にとらわれずに価値に沿った活動を促進させる，ACTに基づく介入が有用である可能性が示唆された．ACTに基づく介入は，上述の「のびやかプログラム」における参考文献を参照し，作成した．

c. ACTの経過

- #1～2：経過の整理，生活記録表を基にした治療目標の共有

　痛みの経過・環境変化・治療経過を整理したところ，痛みを軽減させるために健康食品やマッサージ，鍼灸などあらゆる方法を試してきたが，痛みが改善しないつらさが語られた．また，最近では，休日は子どもを連れてときどきショッピングセンター等に外出するが，頻繁に休憩をとることが多いこと，予定がない日は痛みのために寝て過ごしていることが語られた．現状把握と目標設定を行うため，活動記録表を作成してもらったところ，「痛みに波があることに気づいた」として，仕事や家事に没頭しているときは痛みが増悪しないものの，あとで疲労感と痛みが増強することが報告された．また，今後増やしたい活動として「休日に夫や子どもと外出すること」があげられ，「もともと外に出るのは好きだが，疲れて痛みが増すのが怖い」と語った．一方，減らしたい活動としては，「痛みについてインターネットで検索する」があげられた．

- #3～4：痛みの外在化と痛みに対する対処法の有効性の検討

　#3では，痛みを観察し外在化することを目的として，イメージの中で身体から痛みを取り出し，キャラクター化して形を与えるエクササイズを行った．患者（Pt）は自分の痛みに「ズキズキくん」と名前をつけた．その後，これまでの「ズキズキくん」への対処法を振り返り，その有効性を検討した．その結果，「健康食品を摂取する」「横になる」「マッサージをする」「ネットで検索する」といった，痛みを低減し，痛みの増悪を防ぐ目的の対処法が多くあげられた．それらは，短期的には「痛みが少し和らぐ気がする」「痛みを予防できる」という効果はあるものの，長期的には「痛みはあまり変わらない」「やりたいことができないまま」という結果になることを話し合いながら確認した．そのうえで，痛みを取り除こうと頑張ることで本来自分が大切にしたい活動が手薄になることについて，創造的絶望としてクリップボードのメタファーを行った．クリップボードを痛みに喩えてPtに両手で押し続けてもらい，痛みを避けようとし続けると痛みを

避けることが生活の中心となってしまうこと，やりたいことができなくなることについて体験的に理解を促した．その結果，これまでの対処法についてPtは「一時的に楽になるけれども，痛みに振り回されている感じがする」と振り返った．そこで，そのような対処行動の代わりに，人生で大切にしたいこと（価値）を生活の軸にしていく提案を行った．その結果，#4では，日常の中で「いつもなら横になるところを，痛いと思いながらリビングのソファに座って，子どもと一緒にアニメ番組を見た」と新しい行動を試したことが語られた．Thは「痛みがありつつ，子どもさんと一緒にいることで，どのような体験がありましたか？」と，新しい行動によって生じた変化への気づきを促した．Ptは「子どもと一緒にいられたのは嬉しいですけど，痛くて痛くて……．つらいです」と答えた．Thは「そうなんですね……．その嬉しいという感じを大事にして，それを増やしていけるように，これまでの対処法とは違う新しいやり方をしていきませんか」と提案し，Ptも合意した．

● #5～7：価値の明確化とその活性化

Muto & Mitamura (2015)[16]を参考に100個の動詞カードを使用して，生活の充実につながる活動を振り返り，その後，仕事，家族，趣味など人生の10領域における価値を明確化してもらった．その結果，家族においては「育てる」「遊ぶ」といった動詞があげられ，「子どもを大切にする」といった価値が明らかになった．また，その価値に向かう活動として，「家族でおいしいものを食べに行く」「子どもとアニメ映画を観に行く」といった行動目標が設定された．仕事については，「教える」「つながる」といった動詞があげられた．「後輩を育てる」「仕事仲間と一緒に目標に進む」といった価値が明らかになり，「同僚にねぎらいの言葉をかける」「部下に仕事を任せる」といった行動目標が設定された．また，実際にそれらを実行してみた結果，「自分が思っているより部下に任せられることがわかった」「痛みで迷惑をかけないように我慢しよう，と意識していたと思う」と振り返った．

● #8～12：脱フュージョン，マインドフルネス

価値に沿った活動の活性化を促したところ，そうした活動に取り組む際に心理的バリアになることとして，「疲れて痛みが増したらどうしよう」「痛みが消えないと私はずっと不幸なままだ」とよく考えていることが語られた．そのように考えていることで，どのような効果があるかを話し合ったところ，短期的には「痛みが悪化するのはとりあえず避けられるかもしれない」，長期的には「目の前の楽しいことを楽しめない感じがする」と振り返った．ここで，価値に向かう活動を行う際に現れる心理的バリアを同定し，心理的バリアとなる思考と距離をとるエクササイズ（脱フュージョン）やマインドフルネスのエクササイズを導入した．具体的には，脱フュージョンについては「～と考えたエクササイズ」（思考を観察して思考から距離をとるエクササイズ），「手＝思考のメタファー」（「思考」に喩えた両手で目を隠し，思考との距離によって世界の見え方が異なることを体験するメタファー），マインドフルネスについては「お茶を飲むエクササイズ」「呼吸瞑想」などを行い，HWとした．

●#13〜14：全体の振り返り

ホームワークとしたマインドフルネス・エクササイズは1日1〜2回のペースで実施されていることが報告された．その結果，「歩くとき，景色や風の感覚に気がつくようになった」「痛みについてインターネットで調べることがほとんどなくなった」ことが報告され，休日には「痛みが出て以来，初めてウォーキングをしてみた．休日の朝に下の子どもと公園を歩くのが習慣になってきた」こと，レジャー施設に行ったことなど，価値に沿った活動の増加が報告された．また，「（マインドフルネス・エクササイズをしてきて）痛みはあるけれども，自分から少し離れている感じがする．痛みをそのままにしてみているという瞬間がある．」といった体験が語られた．

全体の振り返りとして，「バスの乗客のメタファー」を行った．価値に向かうバスの運転手をPtにやってもらい，「ズキズキくん（痛み）」や「不安さん」が乗客として勝手に乗ってきたとき，それらを追い出そうとして戦うとバスが進まなくなること，一方，痛みや不安を乗客としてバスに乗せながら価値に進むことを体験してもらった．Ptは「痛みは心地良いものではないけれど，乗せたまま一緒に進むことができる」と語った．

●#15：3ヵ月後フォローアップ

その後のフォローアップでは，「痛みをもちながらやりたいことをやるように心がけている」「痛みをなくそうとはあまり考えなくなった」「痛みはあるけれども，そういえば痛みが少し減った気がする」と語った（NRS：4）．公園で子どもとボール遊びが楽しめるようになり，家族でイベントに出かけて食事を楽しんだことなどが語られた．また，仕事について「周りに仕事を任せられるようになり，前よりも同僚や後輩を信頼できる存在に感じる．今までは肩に力が入っていた気がする」と語った．

10 おわりに

このように，ACTは医学の世界観とはまったく異なり，患者が避けられない痛みを受け入れながら，人生を豊かにする選択を進んで行うことを支援するセラピーである．そして，医療者自身がACTの世界観を体験して初めて，患者をACTに導入し，実践することができるのである．

「ACTは痛みの低減を目標としない介入である」と聞くと，「『痛みをとってほしい』という患者の期待に沿わないのではないか」と疑問に感じる読者もいるかもしれない．確かにそのとおりである．

しかしACTは，「『痛みをとる』という行為よりも大切なことが人生には存在し，人は生きるうえで避けられない『痛み』とともに，価値に向かって進むことができる」という普遍的な真実に向けて開かれた扉のようなものではないだろうか．患者がその扉を開けて新しい世界観に踏み出す，その勇気を支援することができたとき，私たち医療者にとっても新しい支援の扉を開けたことになる．

医学の文脈では助けられない患者を，それとは異なる世界観を通して支援する方法を

知ったとき，私たち医療者は，「人を助け，支援する」という私たち自身の価値に向かう新しい行動を手に入れるのである．それは患者だけでなく，私たち自身の人生も豊かにするに違いない．

（近藤真前，酒井美枝）

文　献

1) Ciarrochi J, et al（武藤崇他 監訳，武藤崇他 訳）：認知行動療法家のためのACT（アクセプタンス＆コミットメントセラピー）ガイドブック．星和書店，2011．
2) Hayes SC, et al（武藤崇他 監訳）：アクセプタンス＆コミットメント・セラピー（ACT）第2版—マインドフルネスな変化のためのプロセスと実践—．星和書店，2014．
3) Harris R（武藤崇 監訳，武藤崇他 訳）：よくわかるACT（アクセプタンス＆コミットメント・セラピー）明日からつかえるACT入門．星和書店，2012．
4) Kabat-Zinn J：Wherever you go, there you are：mindfulness meditation in everyday life. Hyperion, 1994.
5) Flor H, et al（柴田政彦他 監訳）：慢性痛—統合的心理行動療法—．IASP Press, 2014.
6) 日本疼痛学会痛みの教育コアカリキュラム編集委員会 編集：痛みの集学的診療：痛みの教育コアカリキュラム＝Multidisciplinary Pain Management：Core Curriculum for Education in Pain. 真興交易（株）医書出版部，2016．
7) Hayes SC, et al（武藤崇他 訳）：ACT（アクセプタンス＆コミットメント・セラピー）をはじめる：セルフヘルプのためのワークブック．星和書店，2010．
8) Veehof MM, et al：Acceptance- and mindfulness-based interventions for the treatment of chronic pain：a meta-analytic review. Cogn Behav Ther 45（1）：5-31, 2016.
9) Williams AC, et al：Psychological therapies for the management of chronic pain (excluding headache) in adults. Cochrane Database Syst Rev 11：CD007407, 2012.
10) Hughes LS, et al：Acceptance and commitment therapy (ACT) for chronic pain：a systematic review and meta-analyses. Clin J Pain 33（6）：552-568, 2016.
11) Hilton L, et al：Mindfulness meditation for chronic pain：systematic review and meta-analysis. Ann Behav Med 51（2）：199-213, 2017.
12) Wetherell JL, et al：A randomized, controlled trial of acceptance and commitment therapy and cognitive-behavioral therapy for chronic pain. Pain 152（9）：2098-2107, 2011.
13) Wetherell JL, et al：Age moderates response to acceptance and commitment therapy vs. cognitive behavioral therapy for chronic pain. Int J Geriatr Psychiatry 31（3）：302-308, 2016.
14) Dahl J, et al：Living beyond your pain：using acceptance and commitment therapy to ease chronic pain. New Harbinger, 2006.
15) Vowles KE, et al：Life with chronic pain：an acceptance based approach therapist guide and patient workbook. 2007.
16) Muto T, et al：Acceptance and commitment therapy for "Taro," a Japanese client with chronic depression：a replicated treatment-evaluation. Pragmatic Case Studies in Psychotherapy 11（2）：117-153, 2015.
17) 坂野朝子他：新世代の認知行動療法ACTの臨床．慢性痛の心理療法ABC，山本達郎他 編，文光堂，2016．

第4章

身体症状症の脳科学の発展

本章にみられる疾患群はDSM-IV-TRにおいて身体表現性障害と診断されている.

身体症状症のニューロイメージング

1 身体症状症による疼痛に関する脳画像研究

　脳機能計測技術には functional magnetic resonance imaging (fMRI), 脳磁図 magnetoencephalography (MEG), 脳波 electroencephalogram (EEG), positron emission tomography (PET), single photon emission computed tomography (SPECT) などがあるが, これらは疼痛領域において, 慢性疼痛の神経基盤の理解を劇的に進歩させている. これらの発展が進めば, ごく一般的な臨床の現場においても, 慢性疼痛への理解や治療・診断の助けになることであろう. また, 疼痛の存在を客観的に示してくれる指標になりうる. 最近ではニューロフィードバックなどの臨床応用や客観的な疼痛評価のツールとしての可能性も示唆されている. 将来的には, それぞれの要望に対して脳機能計測技術を用いることができるようになるかもしれない. そのためにはさらなる基礎的な脳画像研究の発展が重要である.

　しかしながら脳画像研究を検討するうえでさまざまな問題点が存在する. 例えば疼痛の体験は同じ疼痛刺激を受けたとしても個人ごとに異なってくるし, 個人内においても, 時間, 部位などさまざまな要因によって疼痛の体験が異なってくる[1〜4]. また後述するが, 疼痛は多くの脳領域と関連しており, 複雑な神経回路が存在することが推測されている. さらに, それら活動する脳領域は疼痛のみに特異的なものではない. したがって, 疼痛のみに関連した脳領域を抽出することは, 定量化した物理的な疼痛刺激を用いた実験ではある程度可能かもしれないが, それを臨床場面も含めた現実の世界に単純に置き換えることは困難を極める.

　では結局のところどこまで脳画像研究が進んでいるのか, 本章では, 本書のメインテーマでもある身体症状症による疼痛に関するものに絞ったうえで脳画像研究についてまとめていく. その後, 脳画像研究が今後どのような役割を担うことができるのかについて考察する.

　1980年代からさまざまな手法を用いて, 疼痛に関する脳画像研究が行われてきた (表4-1). 基本的には, 何らかの物理的な疼痛刺激時 (熱刺激, 電気刺激など) の脳内反応, 安静時の脳活動, またはリアルタイムで疼痛を感じているときの脳活動のうちのいずれかの条件を撮像していることが多く, ある定められた脳領域の場所, 活動の強さ, 脳領域間のネットワークの関連性 (活動の相関度) などが, 主観的な疼痛評価や自律神経反応とどのように関連しているかを調べている (表4-2).

表 4-1 身体症状症による疼痛に関する脳画像研究

研究*	年	撮影法	人数	参加者	刺激	疾患群における活動増加と関連ある領域	疾患群における活動減少と関連ある領域
病態に関わる脳画像研究							
Ploghaus et al	2000	MRI	12	健常者	疼痛刺激 学習課題（予測誤差）	（疼痛予測誤差時）海馬，上前頭回，上頭頂回	
Petrovic et al	2002	MRI	9	健常者	プラセボ薬もしくはRemifentanil内服後の疼痛刺激	（両方の薬にて）眼窩面前頭前皮質，吻部前帯状皮質	
Flor et al	2002	EEG	30 vs. 30	慢性疼痛 vs. 健常者	疼痛刺激報酬課題→Extinction課題	（Extinction時）体性感覚誘発電位（SEP）	
Gracely et al	2004	MRI	29	線維筋痛症	疼痛刺激 痛みの破局化尺度（PCS）との相関について調査	（PCSの高い群）内側前頭前皮質，前帯状皮質，扁桃体	
Stoeter et al	2007	MRI	17 vs. 17	身体症状症 vs. 健常者	疼痛，認知・感情ストレス	視床，島皮質，海馬，頭頂葉，前頭前皮質，被殻	運動野
Gündel et al	2008	MRI	12 vs. 13	身体症状症 vs. 健常者	疼痛刺激	一次・二次体性感覚野，頭頂葉，扁桃体，海馬傍回，島皮質	腹内側前頭前皮質 内側前頭前皮質
Noll-Hussong et al	2010	MRI	15	虐待歴のある身体症状症 vs. 虐待歴のない身体症状症	疼痛への共感に関する視覚的な刺激	前頭前皮質	海馬
Greck et al	2012	MRI	20 vs. 20	身体症状症 vs. 健常者	表情刺激を用いた感情認識課題		中心後回，上側頭回 海馬傍回，島皮質，扁桃体
Noll-Hussong et al	2013	MRI	21 vs. 19	身体症状症 vs. 健常者	疼痛への共感に関する視覚的な刺激		前帯状皮質
Yoshino et al	2013	MRI	11 vs. 11	身体症状症 vs. 健常者	感情によって修飾された疼痛刺激	島皮質，海馬	
Kucyi et al	2013	MRI	51	健常者	疼痛に対する気逸らし	（疼痛に対する気逸らし時）DMNとPAGとの機能的結合が上昇している	
Woo et al	2015	MRI	33	健常者	疼痛に対する認知的制御	認知的制御による疼痛感覚の減少が側坐核と内側前頭前皮質の機能的結合と関連	
安静時における脳機能画像研究					試薬	活動増加	活動減少
Garcia-Campayo et al	2001	SPECT	11	身体化障害	99mTC-HMPAO and 99mTc-Bicisate		前頭葉，側頭葉，小脳
Hakala et al	2006	PET	10 vs. 12	身体症状症 vs. 健常者	2-[18]-fluoro 2 deoxy-D-glucose		尾状核，被殻

表 4-1 （つづき）

研究*	年	撮影法	人数	参加者	試薬	疾患群における活動増加と関連ある領域	疾患群における活動減少と関連ある領域
Karibe et al	2010	SPECT	10 vs. 12	身体症状症 vs. 健常者	rCBF	視床，被殻，前帯状皮質，脳幹，後帯状皮質	前頭前皮質，後頭葉側頭葉
Koh et al	2012	SPECT	32 vs. 42	身体症状症 vs. 健常者	Phytohemagglutinin and 99m-Tc-ethyl cysteinate dimer		頭頂葉，縁上回
Otti et al	2013	R-fMRI	21 vs. 19	身体症状症 vs. 健常者		島皮質	
Su et al	2014	R-fMRI	26 vs. 28	身体化障害 vs. 健常者		内側前頭前皮質	楔前部
Yoshino et al	2014	R-fMRI	9 vs. 20	身体症状症 vs. 健常者		中心前回	
Yoshino et al	2017	R-fMRI	41 vs. 43 vs. 41	身体症状症 vs. うつ病 vs. 健常者			右背外側前頭前皮質　右背外側前頭前皮質と視床との機能的結合
脳構造画像研究						**拡大**	**縮小**
Hakala et al	2004	MRI	10 vs. 16	身体症状症 vs. 健常者		被殻	
Valet et al	2009	MRI	14 vs. 25	身体症状症 vs. 健常者			前頭前皮質，前帯状皮質
Atmaca et al	2011	MRI	20 vs. 20	身体症状症 vs. 健常者			扁桃体
治療効果に関わる研究（縦断研究）					**比較群**	**活動増加**	**活動減少**
Greck et al	2013	MRI	15 vs. 15	身体症状症精神分析療法 vs. 健常者	感情認識課題治療前後と健常者で比較	両側海馬傍回	
Yoshino et al	2018	MRI	29 vs. 30	身体症状症 CBT vs. 健常者	安静時治療前後と健常者で比較	眼窩前頭前皮質	下頭頂小葉，中心傍小葉

DMN；default mode network，PAG；periaqueductal gray matter，CBT；cognitive behavior thearapy，rCBF；regional cerebral blood flow

＊文献 4）〜28）

　そして，これまでの脳画像研究では，疼痛 nociception 刺激によって感覚，感情，認知，行動，侵害受容性の処理と関連ある広範囲な脳領域が活動していることが明らかとなっている[2〜4,18,29]（図 4-1）．それは，具体的には体性感覚野，帯状皮質，前頭前皮質，扁桃体，海馬，視床，視床下部，大脳基底核，中脳水道周囲灰白質 periaqueductal gray（PAG），などさまざまな脳領域で，一般的にはペインマトリックスと呼ばれている．上記のペインマトリックスは感覚系経路 sensory-discriminative systems と認知・感情系経路 cognitive-affective systems に分けられ，前者は主に体性感覚野，視床が関連し，後者は前部島皮質，前帯状皮質 anterior cingulate cortex（ACC），扁桃体，

表 4-2 脳画像研究において検討すべき項目

測定機器
- fMRI；事象関連，安静時機能的結合など
- PET；rCBF，グルコース代謝，脳神経受容体
- EEG，MEG

脳活動の抽出方法
- 事象関連の有無
- ベースラインからの増加あるいは減少
- 振幅，潜時（EEG，MEG）
- 解剖学的部位
- 空間的な大きさ
- 他の領域との機能的結合
- 行動や臨床指標との関連性

実験デザインに必要な項目
- 疼痛刺激（熱，電気，圧迫，など）
- 刺激強度
- コントロール条件（刺激なし，痛みなし［触覚など］）
- 試行回数，試行時間
- 前処理，統計的な基準
- 血液動態反応
- 空間的，時間的フィルター
- 統計的閾値
- 多重比較補正
- 全脳解析もしくは ROI 解析

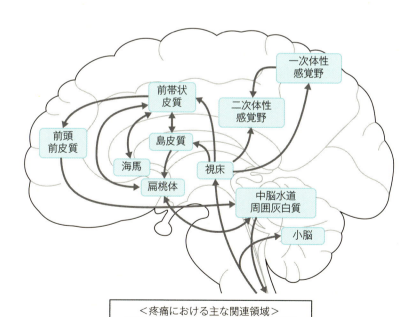

図 4-1　疼痛関連脳領域

（文献 30 を参考に作成）

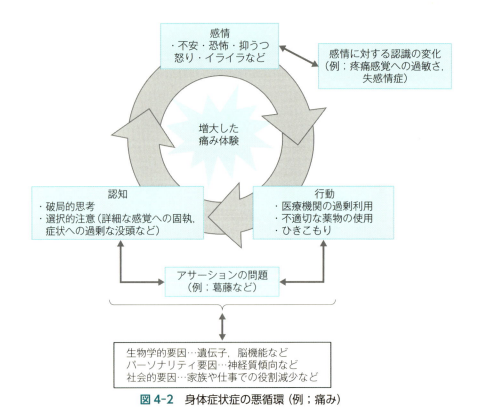

図 4-2　身体症状症の悪循環（例；痛み）

海馬，大脳基底核などが関連しているとされる[30]．身体症状症ではこれら脳領域がどのように脳画像研究にて調べられているのであろうか．まずは身体症状症の病態（図 4-2）に関わる脳画像研究について考察し，その後，健常者との単純な脳活動の比較や治療に関する研究についてまとめてみる[31)～36)]．

a. 身体症状症の病態に関わる脳画像研究

▶ 疼痛感受性

身体症状症では身体感覚を破滅的で有害なものであると認識しやすい傾向があるとされ，身体感覚よりも身体症状に対する脅威（認知面）が重要であるといわれている[36]．これまでのところ3報において，健常者と比較した疼痛刺激に対する脳活動の変化を調べている．例えば Gündel らは，12名の身体症状症患者と13名の健常者に対して熱刺激を用いて疼痛時の脳活動を比較した[11]．身体症状症患者において疼痛刺激時に健常者と比べて活動上昇がみられていた領域は，主に一次体性感覚野，二次体性感覚野，頭頂葉，扁桃体，海馬傍回，島皮質 issular cortex（IC）であった．逆に健常者で活動上昇がみられていたのは腹内側前頭前皮質と眼窩前頭前皮質であった．Gündel らは，身体感覚に関連した脳領域の過剰な活動と，前頭前皮質などの認知に関わる脳領域の機能低下が，身体症状症の持続に影響を与えていると示唆している．

▶ 疼痛に対する認知（予測・注意）

　予測に関する疼痛の脳画像研究において最も有名なものは，プラセボによる除痛反応をみたものであろう．例えば，Petrovicらは9名の健常者に対して盲検的にオピオイド薬（レミフェンタニル）またはプラセボ薬を投与し，疼痛刺激を与えたときの脳活動を測定した[18]．オピオイド薬のみならずプラセボ薬を内服したときにも，多くの被験者において疼痛刺激に対する強度の減少を感じており，プラセボ薬においてもオピオイド薬に比べ脳活動は少ないものの，疼痛の調整，予測機能などで重要な眼窩前頭前皮質や吻部ACCなどが活動していることがわかった．これらの結果についてPetrovicらは，疼痛に対する予測の減少がプラセボ薬投与によって起きるとしている．慢性疼痛においても，同様の脳領域の活動がプラセボの反応性に関連しているという報告が最近みられている[37]．

　他にもWooらは健常者において，単に疼痛刺激を受けたとき，もしくは疼痛刺激を受けているときに，認知的な制御として疼痛が強く不快なものであると認識する場合，疼痛が弱く不快なものではないと認識している場合の，3条件の脳活動を調べている[22]．3条件において，側坐核と内側前頭前皮質の機能的結合で差がみられていた．側坐核と内側前頭前皮質の機能的結合の異常は，急性痛から慢性疼痛へ進展する際の重要な要素であることから[38]，これら機能的結合と関連した認知的制御が，慢性疼痛発症の病態メカニズムとして重要であると考えられる．

　Kucyiらは，疼痛に対する注意の切り替え（具体的には疼痛刺激がみられたときに，注意をできるだけ疼痛に向ける条件と逸らす条件を設ける）について健常者を対象にfMRI研究を行っている．疼痛から注意を逸らしているほうが，疼痛により引き起こされたデフォルトモードネットワーク default mode network（DMN）の活動の減少が緩和されており，DMNとPAGとの機能的結合が強くなっている．また疼痛に注意を向けているときにはサリエンスネットワーク salience network（SN）の活動が上昇していることが明らかとなった[16]．DMNは，内側前頭前皮質，外側頭頂皮質，後帯状皮質，中側頭葉などから構成された脳内ネットワークであり，特定のことを考えない安静時にみられる[39]．SNは，前部島皮質や背側前頭前皮質などから構成された脳内ネットワークであり，自身の内面および外部からのあらゆる刺激（疼痛も含む）を探知する働きがあるとされる[40]．PAGは脊髄に作用する下行性疼痛抑制系 descending pain modulatory system において重要な領域であり，役割として鎮痛作用がある[41]．よって今回の結果から，可能性として，疼痛から注意を逸らしているときは，DMNの活性化からPAGなどの下行性疼痛抑制系の増幅→疼痛の減少の一連の流れが考えられ，注意を向けているときにはSN上昇に伴い，疼痛刺激への探知能力が上昇している可能性が考えられる．

▶ 感情による疼痛感受性の変化

　一般的にネガティブな感情時には疼痛閾値が下がることが報告されている[2,3]．さら

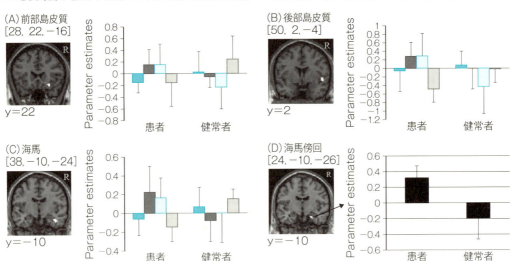

図 4-3 身体症状症における感情による疼痛感受性の変化
(A)～(C) 身体症状症において，前部・後部島皮質，海馬にて悲哀時痛み（小程度）で有意に活動上昇がみられていた．
(D) また悲哀時痛み（小程度）にて前部島皮質と海馬傍回の機能的結合が患者群において有意に強かった．
（文献 4 より転載）

に健常者との比較についての研究も行われており，われわれは悲しみが疼痛に与える影響について fMRI を用いて 11 名の身体症状症患者ならびに 11 名の健常者を対象に調査を行った[4]（図 4-3）．感情を惹き起こす方法として表情刺激（悲しみ，中性）を使用した．ランダムに選択されたどちらか 1 種類の表情を提示し，提示中に疼痛刺激（中程度および弱）を与える試行を繰り返し，悲しみによって修飾された疼痛刺激時の脳活動を測定した．その結果，身体症状症患者において悲しみ条件の疼痛刺激時（弱）にて，疼痛への感受性が健常者よりも亢進しており（疼痛を感じやすい状態），その際に右 IC で有意な活動上昇を認めた．身体症状症患者では悲しみなどのネガティブ感情下にて健常者よりも疼痛（特に弱い疼痛刺激）をより強く感じる傾向があることが示唆された．

▶ 感情に対する認識能力

身体症状症では自分自身の感情を明確に認識する能力に欠く失感情症 alexithymia があり，感情的ストレスをより身体症状として表出しやすいといわれている[34]．身体症状としての表出（身体化）は，心理的な不平・不満の表出やそれを認識する能力低下と関連しているという報告がみられている[34]．それらのメカニズムについて de Greck らが評価している．彼らは 20 名の身体症状症患者と 20 名の健常者を対象に，怒り，楽しみ，嫌悪 disgust，そして中性の表情を提示し感情の種類を評価する課題を行い，fMRI で評価した[7]．身体症状症患者では健常者に比べて正答率が悪く，中心後回，上側頭回，海馬傍回，IC，扁桃体において活動低下がみられていた．de Greck らはこれらの所見を，さまざまな感情的ストレスに対する反応減弱や，対人関係における葛藤の抑圧とい

う身体症状症の成因と関連づけている．その中でも彼らは，海馬傍回の機能低下を重要視しており，その後の研究において精神分析的治療による海馬傍回の機能回復を報告している[6]．

▶学習

ある状況において疼痛を感じたあと，さらなる疼痛を避けるために疼痛を予測したり，回避的な行動をとろうとしたりする．それらの行動は警告シグナルに対する人間を含めた動物がもっている学習過程から獲得されるものである．その学習過程によって，ある程度の疼痛緩和ができる[42]．

主な学習理論として，古典的条件づけ pavlovian conditioning とオペラント条件づけ operant conditioning の2つが存在する[8]（図 4-4）．

古典的条件づけは出来事間の関連性についての学習過程を指す（例；ベルが鳴ると食事が出てくる）．具体的には条件刺激 conditioned stimulus (CS)（ベル）が無条件刺激 unconditioned stimulus (US)（食事）とセットで呈示されることによって，CSに対して今まで生じなかった条件反応 conditioned response (CR)（唾液）が生じるようになる．これまでの疼痛に関する古典的条件づけ研究では，主に恐怖に関する条件づけ課題が多く，USは疼痛刺激，CRは回避行動や交感神経の指標が主に用いられる．

オペラント条件づけは報酬や罰（疼痛）に対して何らかの対処（オペラント行動）を起こすことで直後に起きたその変化に応じて，行動が変容する学習過程を指す（例；家に閉じこもっていると疼痛が和らぐので閉じこもる頻度が増える．その場合は負の強化子（疼痛）を減らすことができるため，閉じこもり（オペラント行動）が増える）．慢性疼痛における行動的特徴は，1960年代にオペラント学習理論の立場から，Fordyce ら（1968）が「疼痛行動」の概念を示している[43]．疼痛行動とは，鎮痛薬を飲むなどの直接的なものや，言語的訴え，泣くなどの疼痛を表現する表情もしくは態度などの他人に疼

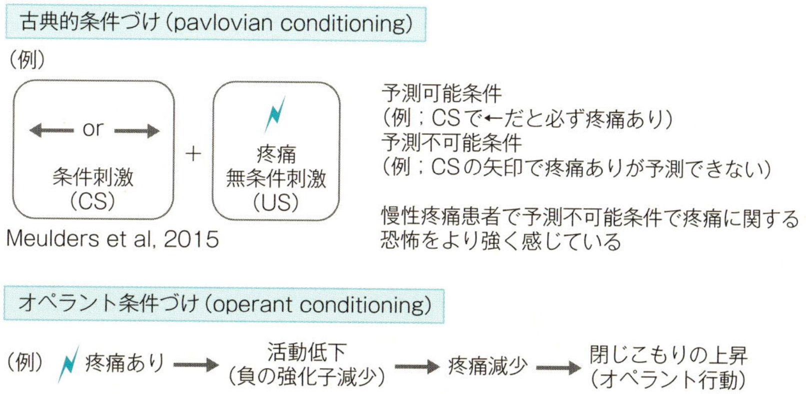

図 4-4 古典的条件づけ pavlovian conditioning とオペラント条件づけ operant conditioning について
慢性疼痛患者では回避的なオペラント行動を減らすことが困難になっている．

痛の存在を表すための行動のことである．疼痛行動が強化される条件ではそれらが増すとしている．強化される条件とは，疼痛そのものの減少もあるが，家族からの支援，休職，経済的援助など，何らかの利得も含まれている．

　これまでに関連した脳画像研究とすれば，例えばLousbergらは18名の健常者のみを対象にしたオペラント条件づけの役割について行動実験，EEG測定を行っている[44]．自覚的な疼痛が強くなると報酬（金銭が増える）が得られ，疼痛が弱くなると報酬が減るという条件づけを行ったグループでは，その逆の条件づけを行ったグループよりも疼痛に対して苦痛を感じることが少なく，疼痛時のEEG上でも疼痛感覚誘発電位pain-evented potentials（PEP）が他のグループよりも減少していることが明らかとなった．オペラント条件づけは慢性疼痛の治療において重要な観点であるが，依然として脳画像研究は上記の他にはほとんどみられず，今後の報告が待たれる．

　また，学習に関連する概念として，予測誤差 prediction error がある．差し迫った疼痛がどのようなときにくるか，さまざまな環境変化（例；雨，ある特定の人との関わり）などから予測（学習）し，その条件を避けるように行動することによって（例；ある特定の人との関わりを減らす），ある程度疼痛を回避し苦痛を減らすことができる．しかしながら，予測誤差（例；曇りでも痛みがあった，買い物などで知らない人と会っても痛くなった）から回避行動がさらに大きくなり（例；よほど良い天気でないと外出しない，特定の人のみではなく人そのものとの関わりを減らす），疼痛への注意が増大する，回避できたと思ったところに疼痛を受けることで不快感が増大するなど，その学習機能にはさまざまな副産物も存在し，結果として慢性疼痛が持続することになる[19]．これらの神経基盤については，Ploghausらが調べており，海馬，上前頭回，上頭頂回，手綱核などの活動が関わっていると報告している[19]．ある刺激を受けたとき（内側前頭前皮質を含めた上前頭回）には，それが過去のエピソードと合致しているかどうかを海馬や手綱核にて判断する一連の流れがあるとされる[45]．

b. 安静時における脳画像研究（fMRI，PET，SPECT）

　健常者と比較した身体症状症に対する安静時の研究は，fMRI，PET，SPECT合わせて7件報告されている[9),13)〜15),17),20),24)]．そのうちわれわれは9名の身体症状症患者と20名の健常者とを比較し，安静時脳活動をfMRIで調べたところ，左中心前回での有意な活動上昇が認められた[24]．その後われわれは，41名の身体症状症患者，43名のうつ病患者，41名の健常者を対象に安静時fMRIを行い，身体症状症において右背外側前頭前皮質（右のブロードマンエリア46野）の活動低下がみられていることを明らかにした[23]（図4-5）．この部位は，同じく背外側前頭前皮質でもうつ病の活動異常で一般的にみられる部位（主に左のブロードマンエリア9野）[46]とは異なっており，身体症状症に特異的に関連した領域の可能性が示唆された．他にも，OttiらがfMRIを用いて安静時の脳活動を健常者と比較しており（患者21名，健常者19名），DMNとさまざまな脳領域との機能的結合の異常を明らかにした[17]．

(A) BOLD信号の違い

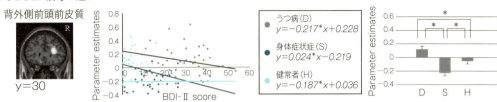

(B) 背外側前頭前皮質との機能的結合にて差がみられる領域

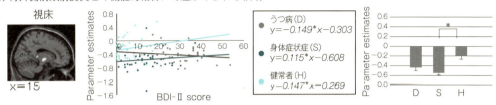

図4-5 身体症状症・うつ病・健常者における安静時脳画像比較研究
身体症状症において，(A) 右背外側前頭前皮質の活動低下，(B) 右背外側前頭前皮質と視床との機能的結合の低下，が認められていた．

(文献58より転載)

　他の研究も含めて検討すると，活動増加がみられるのは辺縁系の領域で活動減少は主に上位の皮質系にみられやすいようである．しかしながら，身体症状症に対する安静時の脳機能画像研究は依然として少数である．脳構造画像研究においても同様に僅少であり，今後さらなる蓄積が必要である．

C. 治療効果に関わる研究（縦断研究）

　身体症状症に対する認知行動療法 cognitive behavioral therapy（CBT）はうつ病や不安障害に比べれば報告数は少ない状況ではあるが，システマティックレビューやメタ解析によれば身体症状や抑うつ，不安などの精神症状において効果があることが示されている[47]．われわれもまた2011年より広島大学病院（以下，当院）で，慢性疼痛に対する12回のセッションからなる集団CBTプログラムを作成し，実施している[33]（図4-6）．治療直後および1年後において，疼痛に関する指標や心理・社会的機能に関する指標は，いずれも改善を認めていた[33]．われわれは上記CBTプログラム治療前後において安静時fMRI研究を行っている[25]．その結果，介入後に眼窩前頭前皮質の活動上昇，下頭頂小葉と中心傍小葉の活動低下があることが確認された（図4-7）．また眼窩前頭前皮質の活動変化と疼痛の治療効果の間に正の相関がみられており，眼窩前頭前皮質の正常化が認知機能の回復を経由した疼痛改善につながっていることが考えられた．

　de Greckらは，15名の精神分析的精神療法を行った身体症状症患者ならびに15名の健常者を対象に調査を行った[6]．精神分析的精神療法は主に対人関係における感情的なストレスの言語化や，内的な葛藤の理解の促しなどを目的とした．治療後，抑うつスケール（BDI-II），失感情症スケール，身体化症状の改善がみられていた．また先に述べた感情認識課題時のfMRI計測において，怒り表情における海馬傍回を含めた脳領域

痛みについての心理教育 ┌ 第1セッション：痛みはどのようなものか理解しよう ┐ 痛みと気分・認知・
目標設定，痛み日記 ├ 第2セッション：痛み日記を作ろう，目標を設定しよう ┤ 行動・身体とのつながりに
痛みマップ └ 第3セッション：痛みを分けて眺めてみよう ┘ 着目し，痛みの悪循環を把握する

リラクゼーション ┌ 第4セッション：呼吸法をしてみよう ┐ まず行動療法的
└ 第5セッション：漸進的筋弛緩法をしてみよう ┘ アプローチを行う

行動活性化 [第6セッション：楽しい活動を計画しよう]

認知再構成 ┌ 第7セッション：痛みの感じ方について把握してみよう ┐ 破局的思考の改善，
├ 第8セッション：痛みの考え方について検討しよう ┤ 自己効力感の向上など，
├ 第9セッション：はっきり伝えよう ┤ 痛みに対する自動思考，
└ 第10セッション：考え方の根をとらえてみよう ┘ 中核信念について修正を行う

再発予防 ┌ 第11セッション：おさらいをしよう
└ 第12セッション：－修了式－

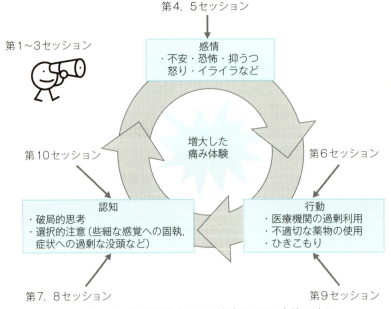

図 4-6 身体症状症による疼痛の CBT 全体の流れ

の低活動が，治療により正常化していた．彼らは，無意識的な葛藤の抑圧によって生じていた身体症状が感情表出によって改善したと考えており，それに海馬傍回が関連しているとしている．

なお，薬物治療に関する脳画像研究はみられなかった．

2 身体症状症の神経科学的メカニズムについて

このように身体症状症の神経科学的メカニズムについて，疼痛に対する感受性のみならず，注意，破局的思考，学習などの認知機能，感情など心理・社会的要因の観点から研究が行われている．これらの脳画像研究を踏まえると，機能不全が指摘されているのは主に ACC，前頭前皮質，IC，扁桃体，海馬など疼痛関連領域である．特に ACC，

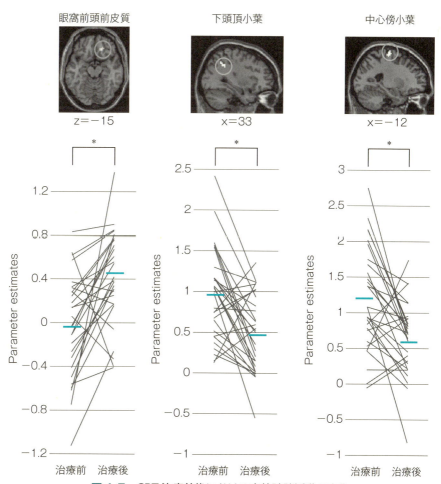

図4-7 CBT治療前後における安静時脳活動の変化
上記領域において，それぞれ治療後に安静時活動が健常化していた．

（文献59より転載）

IC, 扁桃体などの大脳辺縁系領域における活動上昇，また前頭前皮質における活動低下の報告が多くみられている．また身体症状症に関する脳画像研究のメタ解析によると[48]（さまざまなデータベースから686数の研究を抽出し，そのうち適合となった10の研究（8つのfMRI研究，2つの構造画像研究）について調査を行っている），ACC，後帯状皮質，前部前頭前皮質，IC，運動皮質において健常者との活動の違いがみられていた．

それらの活動と関連があると考えられる臨床的特性は，これまでの研究から，身体症状症患者の失感情症，身体症状に対する破局的思考・注意の狭小化などの心理学的特性，回避行動などである．

ACCは，その中の部位により役割は異なるものの，以前から疼痛の気逸らしやプラセボ反応，ネガティブ情動に伴う疼痛体験の増悪など，疼痛の情動や認知に関わる部分において最も重要な領域の一つとされている．また，特に中帯状皮質前方部 anterior midcingulate cortex での活動の上昇に伴い疼痛体験の増加が指摘されている[3),49)].

また IC もその活動亢進と疼痛の感情的側面（痛みの不快感）もしくは主観的疼痛の増悪との関連性が指摘されている[4),40)].

これら脳領域が身体症状症の遷延化につながっており，図 4-1 でみられた疼痛関連脳領域およびそれらのネットワークにおける何らかの障害がみられている可能性がある（より詳細には別資料参照[50)]）．しかしながら身体症状症における脳機能画像研究は依然としてごく少数の報告しかされておらず，さらなる研究が必要である．

3 脳画像で痛みの評価・治療は可能か？

a. 痛みの評価

慢性疼痛の患者は，周りから「どこが悪いのか」など疑いの目にさらされることがしばしばあり，また慢性疼痛は事故や訴訟との関連性も高い．これまで薬剤の開発や臨床場面において，研究者や臨床医は患者の状況や治療経過を評価するために，主に主観的な疼痛の評価で判断するしかなかった．

主観的な評価という意味では，疼痛の体験は上述のように個人間で異なっている．

さらに慢性疼痛の場合，物理的な疼痛刺激による脳活動というよりも，特に刺激のない自発的な疼痛が主な訴えである．しかもそれらの症状は時間や経過とともに変化している．原因となる疼痛の傷害部位が明確な場合もあれば，特にない場合もある．上述のようにさまざまな心理・社会的要因によって疼痛感覚の変化がみられる．

このように慢性疼痛の痛みの評価は容易ではない．では，脳画像研究によって痛みの評価は可能であろうか？

脳画像研究においても，複雑な神経回路が存在することが明らかとなっている．さらにそれら活動する脳領域は，疼痛のみに特異的なものではない．中には不安時に活動する脳領域（扁桃体など）もあるだろうし，うつ病において活動する脳領域（ACC など）も存在する．このように慢性疼痛に特異的なバイオマーカーを見つけることは非常に困難である[51)].

このような問題の改善点の一つとして，機械学習のような複雑な解析技術によって今まで蓄積されてきたさまざまな脳画像データのパターンを統合し，慢性疼痛に特徴的な因子を同定する試みがなされている[52)]．機械学習を用いて，健常人の熱刺激による疼痛評価を fMRI データから予測可能であることが発表された[53)]．また米国において，2015年のある裁判にて疼痛の経験の証拠として fMRI の結果が採用されることがあった（ただし，その後研究者から批判されることにはなるが[54)]）．このように少しずつ実社会において脳画像研究が採用されつつあるが，今後さらに精度の高いものにしていくためには研究，臨床，社会応用などさまざまな面からの画一的な評価が必要となってくる．そこで国際疼痛学会は 2015 年に編成された専門調査団にて脳画像研究を用いたバイオ

表 4-3　妥当な脳画像バイオマーカーのための提案された基準

- 用いられる脳画像の手続きや測定方法の統一化
- 個人の脳データにおける撮像条件の統一化
- 実際に行う検査・方法論の妥当性
- 方法がどの施設でも一致している
- バイオマーカーは痛みの診断のためでなければならない

（文献 60 より改変）

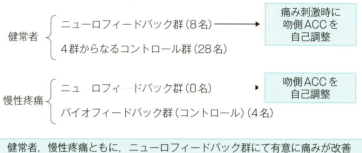

図 4-8　fMRI によるニューロフィードバック

（文献 61 を参考に作成）

マーカーに関しての基準を提唱し[51]（表 4-3），慢性疼痛の診断評価を脳画像に基づいて行うことができるのかどうか，調査が開始された．

今後，多施設で統一化したデータが用いられることによって，将来的なバイオマーカー作製に向けて科学的構築が進められていくものと思われる．

b. 痛みの治療

現在，慢性疼痛の治療には，薬物療法や，非薬物療法として精神療法，運動療法などさまざまなものがある．しかしながら治療効果は今のところ限られており，慢性疼痛患者の多くは依然として疼痛の改善を実感できていない．例えば，われわれの CBT では改善群は約半数程度であり[33]，この傾向は世界的にも同様である[55]．よってさらなる治療工夫が必要になってくるのだが，その方法の一つとしてこれまでの脳画像研究を基に近年提案されている MRI や EEG を用いたニューロフィードバック法がある．ニューロフィードバック法は，標的とする神経活動をリアルタイムでフィードバックし，自身が自分の脳の神経活動をモニタしながら，ダイレクトに脳の神経活動をコントロールし，健康な方向に修正する方法であり，最も効率的な治療法となる可能性がある．例えばこれまで行われてきた fMRI を用いた代表的なニューロフィードバック法として deCharms らの研究がある[56]．彼らは吻側 ACC を操作することが疼痛感覚をコントロールできるかどうか，健常者もしくは慢性疼痛患者にて検討を行った（図 4-8）．健常者においては，実際のニューロフィードバック群（8名）と 4 群からなるコントロール群にて行われた．ニューロフィードバック群は疼痛刺激が起きたときに fMRI にてリアルタイムに吻側 ACC の活動が高まった．健常者に対しては認知的手法単独に比べ，

ニューフィードバック併用群では，吻側ACCの活動を制御できるようになるとともに，より大きな疼痛の改善がみられた．また，慢性疼痛患者に対してバイオフィードバック群を対象に比較したところ，ニューロフィードバック群のほうが3倍以上の疼痛の改善率がみられた．

また，EEGを用いたニューロフィードバックも行われている．例えば，Jensenらは18名の慢性疼痛患者（複合型局所疼痛症候群 complex regional pain syndrome〔CRPS〕）に対してEEGを用いたニューロフィードバックを行い，CRPSによる疼痛や筋肉のはり，QOLなどの改善が得られることを明らかにした[57]．

このように慢性疼痛に対するさまざまな画像機器を用いたニューロフィードバック法は，新たな治療法としての可能性を有し，少しずつ発展してきており，今後の動向が注目される．ただし，ニューロフィードバック法は身体症状症でいまだ報告例がない．今後発展していくためには，この分野における若手研究者の積極的な参加が望まれる．

（吉野敦雄，岡本泰昌，岡田剛，山脇成人）

文 献

1) Schweinhardt P, et al：Pain imaging in health and disease--how far have we come？ J Clin Invest 120（11）：3788-3797, 2010.
2) Yoshino A, et al：Sadness enhances the experience of pain and affects pain-evoked cortical activities：an MEG study. J Pain 13（7）：628-635, 2012.
3) Yoshino A, et al：Sadness enhances the experience of pain via neural activation in the anterior cingulate cortex and amygdala：an fMRI study. NeuroImage 50（3）：1194-1201, 2010.
4) Yoshino A, et al：Distinctive neural responses to pain stimuli during induced sadness in patients with somatoform pain disorder：an fMRI study. Neuroimage Clin 2：782-789, 2013.
5) Atmaca M, et al：Hippocampus and amygdalar volumes in patients with somatization disorder. Prog Neuropsychopharmacol Biol Psychiatry 35（7）：1699-1703, 2011.
6) de Greck M, et al：Changes in brain activity of somatoform disorder patients during emotional empathy after multimodal psychodynamic psychotherapy. Front Hum Neurosci 7：410, 2013.
7) de Greck M, et al：Altered brain activity during emotional empathy in somatoform disorder. Hum Brain Mapp 33（11）：2666-2685, 2012.
8) Flor H, et al：The role of operant conditioning in chronic pain：an experimental investigation. Pain 95（1-2）：111-118, 2002.
9) Garcia-Campayo J, at al：SPECT scan in somatization disorder patients：an exploratory study of eleven cases. Aust N Z J Psychiatry 35（3）：359-363, 2001.
10) Gracely RH, et al：Pain catastrophizing and neural responses to pain among persons with fibromyalgia. Brain 127（Pt4）：835-843, 2004.
11) Gündel H, et al：Altered cerebral response to noxious heat stimulation in patients with somatoform pain disorder. Pain 137（2）：413-421, 2008.
12) Hakala M, et al：Volumes of the caudate nuclei in women with somatization disorder and healthy women. Psychiatry Res 131（1）：71-78, 2004.
13) Hakala M, et al：Brain glucose metabolism and temperament in relation to severe somatization. Psychiatry Clin Neurosci 60（6）：669-675, 2006.
14) Karibe H, et al：Regional cerebral blood flow in patients with orally localized somatoform pain disorder：a single photon emission computed tomography study. Psychiatry Clin Neurosci 64（5）：476-482, 2010.
15) Koh KB, et al：Relationship between neural activity and immunity in patients with undifferentiated somatoform disorder. Psychiatry Res Neuroimaging 202（3）：252-256, 2012.
16) Kucyi A, et al：Mind wandering away from pain dynamically engages antinociceptive and default mode brain networks. Proc Natl Acad Sci USA 110（46）：18692-18697, 2013.
17) Otti A, et al：Functional network connectivity of pain-related resting state networks in somatoform pain disor-

der : an exploratory fMRI study. J Psychiatry Neurosci 38 (1) : 57-65, 2013.
18) Petrovic P, et al : Placebo and opioid analgesia--imaging a shared neuronal network. Science 295 (5560) : 1737-1740, 2002.
19) Ploghaus A, et al : Learning about pain : the neural substrate of the prediction error for aversive events. Proc Natl Acad Sci USA 97 (16) : 9281-9286, 2000.
20) Su Q, et al : Dissociation of regional activity in default mode network in medication-naive, first-episode somatization disorder. PloS One 9 (7) : e99273, 2014.
21) Valet M, et al : Patients with pain disorder show gray-matter loss in pain-processing structures : a voxel-based morphometric study. Psychosom Med 71 (1) : 49-56, 2009.
22) Woo CW, et al : Distinct brain systems mediate the effects of nociceptive input and self-regulation on pain. PLoS Biol 13 (1) : e1002036, 2015.
23) Yoshino A, et al : Regional brain functions in the resting state indicative of potential differences between depression and chronic pain. Sci Rep 7 (1) : 3003, 2017.
24) Yoshino A, et al : Distinctive spontaneous regional neural activity in patients with somatoform pain disorder : a preliminary resting-state fMRI study. Psychiatry Res 221 (3) : 246-248, 2014.
25) Yoshino A, et al : Changes in resting-state brain networks after cognitive-behavioral therapy for chronic pain. Psychol Med 48 (7) : 1148-1156, 2018.
26) Noll-Hussong M, et al : Aftermath of sexual abuse history on adult patients suffering from chronic functional pain syndromes : an fMRI pilot study. J Psychosom Res 68 (5) : 483-487, 2010.
27) Noll-Hussong M, et al : Neural correlates of deficits in pain-related affective meaning construction in patients with chronic pain disorder. Psychosom Med 75 (2) : 124-136, 2013.
28) Stoeter P, et al : Cerebral activation in patients with somatoform pain disorder exposed to pain and stress : an fMRI study. Neuroimage 36 (2) : 418-430, 2007.
29) Bushnell MC, et al : Cognitive and emotional control of pain and its disruption in chronic pain. Nat Rev Neurosci 14 (7) : 502-511, 2013.
30) Price DD : Psychological and neural mechanisms of the affective dimension of pain. Science 288 (5472) : 1769-1772, 2000.
31) Sharma MP, et al : Behavioural and psychological management of somatic symptom disorders : an overview. Int Rev Psychiatry 25 (1) : 116-124, 2013.
32) American Psychiatric Association : Diagnostic and statistical manual of mental disorders (DSM-5). American Psychiatric Publishing, 2013.
33) Yoshino A, et al : Effectiveness of group cognitive behavioral therapy for somatoform pain disorder patients in Japan : a preliminary non-case-control study. Psychiatry Clin Neurosci 69 (12) : 763-772, 2015.
34) Subic-Wrana C, et al : Theory of mind and emotional awareness deficits in patients with somatoform disorders. Psychosom Med 72 (4) : 404-411, 2010.
35) Waller E, et al : Somatoform disorders as disorders of affect regulation : a development perspective. Int Rev Psychiatry 18 (1) : 13-24, 2006.
36) Barsky AJ, et al : The amplification of somatic symptoms. Psychosom Med 50 (5) : 510-519, 1988.
37) Vachon-Presseau E, et al : Brain and psychological determinants of placebo pill response in chronic pain patients. Nat Commun 9 (1) : 3397, 2018.
38) Baliki MN, et al : Nociception, pain, negative moods, and behavior selection. Neuron 87 : 474-491, 2015.
39) Zhang D, et al : Disease and the brain's dark energy. Nat Rev Neurol 6 (1) : 15-28, 2010.
40) Wiech K, et al : Neurocognitive aspects of pain perception. Trends Cogn Sci 12 (8) : 306-313, 2008.
41) Millan MJ : Descending control of pain. Prog Neurobiol 66 (6) : 355-474, 2002.
42) Vlaeyen JW : Learning to predict and control harmful events : chronic pain and conditioning. Pain 156 (Suppl 1) : S86-S93, 2015.
43) Fordyce WE, et al : Some implications of learning in problems of chronic pain. J Chronic Dis 21 (3) : 179-190, 1968.
44) Lousberg R, et al : Pain report and pain-related evoked potentials operantly conditioned. Clin J Pain 21 (3) : 262-271, 2005.
45) Mizumori SJY, et al : The lateral habenula and adaptive behaviors. Trends Neurosci 40 (8) : 481-493, 2017.
46) Fitzgerald PB, et al : An analysis of functional neuroimaging studies of dorsolateral prefrontal cortical activity in depression. Psychiatry Res 148 (1) : 33-45, 2006.
47) Koelen JA, et al : Effectiveness of psychotherapy for severe somatoform disorder : meta-analysis. Br J Psychiatry 204 (1) : 12-19, 2014.
48) Boeckle M, et al : Neural correlates of somatoform disorders from a meta-analytic perspective on neuroimaging studies. Neuroimage Clin 11 : 606-613, 2016.

49) Vogt BA：Pain and emotion interactions in subregions of the cingulate gyrus. Nat Rev Neurosci 6（7）：533-544, 2005.

50) Yoshino A, et al：Neuroimaging studies of somatoform pain disorder：how far have we come？ Neuroimaging of Pain：319-339, 2017.

51) Davis KD, et al：Brain imaging tests for chronic pain：medical, legal and ethical issues and recommendations. Nat Rev Neurol 13（10）：624-638, 2017.

52) Haynes JD：A primer on pattern-based approaches to fMRI：principles, pitfalls, and perspectives. Neuron 87（2）：257-270, 2015.

53) Wager TD, et al：An fMRI-based neurologic signature of physical pain. N Engl J Med 368（15）：1388-1397, 2013.

54) Reardon S：Neuroscience in court：the painful truth. Nature 518（7540）：474-476, 2015.

55) Williams A, et al：Psychological therapies for the management of chronic pain（excluding headache）in adults. Cochrane Database Syst Rev 11：CD007407, 2012.

56) de Charms RC, et al：Control over brain activation and pain learned by using real-time functional MRI. Proc Natl Acad Sci USA 102（51）：18626-18631, 2005.

57) Jensen MP, et al：Neurofeedback treatment for pain associated with complex regional pain syndrome type I. Journal of Neurotherapy 11（1）：45-53, 2007.

58) Yoshino A, et al：Regional brain functions in the resting state indicative of potential differences between depression and chronic pain. Sci Rep 7（1）：3003, 2017.

59) Yoshino A, et al：Changes in resting-state brain networks after cognitive-behavioral therapy for chronic pain. Psychol Med 48（7）：1148-1156, 2018.

60) Davis KD, et al：Brain imaging tests for chronic pain：medical, legal and ethical issues and recommendations. Nat Rev Neurol 13（10）：624-638, 2017.

61) de Charms RC, et al：Control over brain activation and pain learned by using real-time functional MRI. Proc Natl Acad Sci USA 102（51）：18626-18631, 2005.（Copyright（2005）National Academy of Sciences）

あとがき

　慢性疼痛の診療は難しい…本書はそのように感じる医療者，特に精神科に関わる医療者に向けて書かれたものである．実際，診療に取り組んでみると一筋縄ではいかないことは確かに多い．医療者は通常，ある程度明確な手順があれば喜々として診療に勤しむ．だが，はっきりとしないもの，手探りにならざるを得ないものにはなかなか踏み込めない，そればかりか遠ざけてしまいがちである．慢性疼痛のように形の見えにくいものは特にそうだろう．本書の編集においても，最初は慢性疼痛そのものの考え方をまとめることですら一仕事であった．慢性疼痛のエキスパートである執筆者らですらこうである．しかし，少しずつ話しが深まっていくと，慢性疼痛の概念を固め，診療を見直していく道筋が見えてきた．このようなプロセスの中で私自身，慢性疼痛に対して必要なのは何よりも「創意と工夫」であることに気づいた．さらに言うと，慢性疼痛の診療とは対象を形作り，治療の工夫をこらすことで何かが見えてくる，きわめて創造的な場と言えるのだろう．

　また，別の視点から慢性疼痛に思いをはせると，やはり神経症の考え方を抜きにしては片手落ちのように感じるのである．しかし，残念ながら操作的診断基準が中心になってからというもの精神科医は神経症という概念を失いつつある．大げさかもしれないが，今一度，立ち返って精神医学を見直し，そして，そこから新しい精神医学を生み出すことにつなげることができないだろうか．慢性疼痛はその意味においても，格好の手がかりになると確信している．

　何よりも一番強く願うのは，本書を読んで，フロンティア・スピリットあふれる精神科の医療者が慢性疼痛に興味をもち，診療に参画して欲しいということである．また本書について読者の皆様方から批判も含め奇譚のない意見をフィードバック頂ければ幸甚である．

　最後になるが，類まれなるリーダーシップを発揮して本書をまとめて下さった京都第一赤十字病院の名越泰秀先生をはじめとして，執筆者の諸先生方，南山堂の皆様方に深謝したい．

2019年5月　長久手にて

西原　真理

索　引

あ行

アクセプタンス　101, 103, 108
アクセプタンス＆コミットメント・セラピー
　　　　　　　　　　　　　　　81, 95
アリピプラゾール　65
安全希求行動　86
安全行動　86
怒り　67, 70
維持モデル　55
痛みの解剖学・生理学　25
痛みの推移　49
痛みの多様性　50
痛みの治療　129
痛みの破局化尺度　37
痛みの評価　128
痛みの分類　30
一次性慢性疼痛　10
遺伝的要因　44
うつ病　9, 34, 48, 49, 50, 64, 66
うつ病の精神症状　49
運動イメージ　92
エスシタロプラム　68
オフセット鎮痛　30
オペラント条件づけ　81, 123

か行

外傷後痛　6
下行性疼痛抑制系　29, 34, 65, 66
過敏性腸症候群　4, 6
簡易疼痛質問表　35
癌性慢性疼痛　6
関節痛　8
関節リウマチ　8
鑑別　10, 48
記憶のセッション　92
機能的文脈主義　97
急性痛　3
強直性脊椎炎　5
強迫症　67, 68
強迫スペクトラム障害　51
筋筋膜性腰痛症　5
空間軸　32
グループ ACT プログラム　107
頸肩腕症候群　5
経済的損失　45
抗うつ薬　65, 71
口腔顔面痛　7

さ行

後根神経節　26
広作動域ニューロン　27
甲状腺機能低下症　5
光線療法　15
抗てんかん薬　65
行動療法　81
高齢者　8, 50, 93
国際疾病分類　34
国際疼痛学会　13
個人 ACT　110
古典的条件づけ　123

さ行

三環系抗うつ薬　65, 71
12 セッション・パッケージ　87
視覚的アナログ尺度　35
時間経過　31
時間軸　31
失感情症　45, 98, 122
社会環境因子　44
集学的治療　77
縦断研究　125
術後痛　6
条件刺激　123
条件反応　123
症例　11, 16, 17, 19, 20, 50, 51, 58, 72, 73, 84
事例の定式化　84
心因性　53
侵害受容器　25
侵害受容刺激　28
侵害受容性疼痛　32, 52
侵害受容線維　25
神経科学的メカニズム　126
神経障害性疼痛　32, 52
神経ブロック　14
身体症状症　10, 44, 51, 53, 58, 64, 66, 71, 77
身体症状症の歴史　45
身体表現性障害　46
診断　2, 3
診断基準　34, 46
心的外傷後ストレス障害　92
心理・社会的疼痛　52, 53
心理・社会的要因　16, 19, 33, 64
診療　24
診療科　4, 15, 43, 60
心療内科　43
心理療法　10, 82
数値的評価尺度　35, 83

135

頭痛　7
精神科　43
精神科治療　55, 56
精神疾患　9
精神療法　57
精神療法の原則　57
脊髄　26
脊髄上行路　27
摂食障害　17
舌痛症　51
セラピスト　110
セルトラリン　68
セロトニン・ノルアドレナリン再取り込み阻害薬　65, 68
線維筋痛症　4, 5, 20, 74
全身性エリテマトーデス　5
前帯状皮質　28, 126
選択的セロトニン再取り込み阻害薬　65, 68, 71
総合内科　2, 4

た行
体験的エクササイズ　99
帯状疱疹　73
タクティール・ケア　92
多元受容体作用抗精神病薬　70
多職種との連携　15
脱フュージョン　101, 103, 109, 112
注意シフト・トレーニング　92
中枢性感作症候群　5, 39
中枢性感作　32, 39, 64
中脳水道周囲灰白質　29, 121
治療効果　82
治療必要数　74
治療目標　36
デフォルトモードネットワーク　121
デュロキセチン　64
統合的な痛みセンター　60
疼痛　2, 24, 51
疼痛に対する認知　121
疼痛感受性　120, 121
疼痛刺激　118
疼痛自己効力感質問票　38
疼痛生活障害尺度　37
島皮質　28, 126
特異的侵害受容ニューロン　27
トリートメント・プロセス　99, 100

な行
内科医　2, 9
ニューロフィードバック法　129
認識能力　122

認知行動モデル　79, 84
認知行動療法　10, 57, 69, 77, 78, 95, 125
脳　28
脳画像研究　116, 124
のびやかプログラム　107, 111
ノルアドレナリン作動性・特異的セロトニン作動性抗うつ薬　65, 69

は行
破局的な認知　83
標準化平均値差　105
病態の分類　67
病歴聴取　2, 3
不安症　48
不安・恐怖　67, 69, 70
複合性局所疼痛症候群　91
フュージョン　103
プレガバリン　64
ペインクリニック　13, 15
ペインマトリックス　29, 118
ヘキサフレックス　101
変形性関節症　5, 8
ベンゾジアゼピン系抗不安薬　68, 69

ま行
マインドフルネス　99, 108, 112
マインドフルネスストレス低減法　82
マインドフルネスに基づいた認知療法　80, 81
マギル疼痛質問票　36
慢性骨格筋痛　7
慢性神経障害性疼痛　7
慢性頭痛　7
慢性疼痛　4, 13
慢性疼痛の疫学　44
慢性疼痛の分類　64
慢性内臓痛　7
ミニメンタルステート検査　35
ミラー・セラピー　91
無作為化比較対照試験　82, 105
無条件刺激　123
6つのコア・プロセス　100, 101
メカニズム　54
問診　2

や・ら行
薬物療法　14, 64
有病率　5
要素還元主義　96
腰痛　7, 79
予測・注意　121
リウマチ性疾患　8
リウマチ内科　4

外国語索引

ACC (anterior cingulate cortex) 28, 126
ACT (acceptance and commitment therapy) 81, 95
ACTのエビデンス 105
ACTの経過 111
ACTの世界観 97
APZ 65
AS (ankylosing spondylitis) 5
biopsychosocial model 9, 24
BPI (brief pain inventory) 35
BZD 68, 69
CBT (cognitive behavioral therapy) 10, 57, 69, 77, 78, 95, 125
CBTの流れ 83
CR (conditioned response) 123
CRPS (complex regional pain syndrome) 91
CS (conditioned stimulus) 123
CSI (central sensitization inventory) 39
CSS (central sensitization syndrome) 5, 39
DLX 64
DMN (default mode network) 121
DNIC (diffuse noxious inhibitory controls) 29
DRG 26
DSM-5 46, 47, 54
EEG (electroencephalogram) 116, 129
ESC 68
FM (fibromyalgia) 4, 5, 20, 74
fMRI (functional magnetic resonance imaging) 116, 124, 129
hexaflex 101
IASP (International Association for the Study of Pain) 13
IBS (irritable bowel syndrome) 4, 6
IC (insular cortex) 28, 126
ICD-10 47
ICD-11 34
MARTA 70
MBCT (mindfulness-based cognitive therapy) 80, 81
MBSR (mindfulness-based stress reduction) 82
MEG (magnetoencephalography) 116
MMSE (mini mental state examine) 35
MPQ (McGill pain quetionnaire) 36
MRI 129
NaSSA (noradrenergic and specific serotonergic antidepressant) 65, 69
NNT 74
NRS (numerical rating scale) 35, 83
NSニューロン 27
OA (osteoarthritis) 5, 8
OCD 67, 68
OCSD 51
operant conditioning 123
PAG (periaqueductal gray) 29, 121
pain matrix 29, 118
Pavlovian conditioning 123
PCS (pain catastrophizing scale) 37
PDAS (pain disability assessment scale) 37
PET (positron emission tomography) 116, 124
PGB 64
PSEQ (pain self-efficacy questionnaire) 38
PTSD (post traumatic stress disorder) 92
RA 8
RCT (randomized controlled trial) 82, 105
red flags 7
SER 68
Sjogren症候群 5
SLE (systemic lupus erythematosus) 5
SMD (standardized mean difference) 105
SNRI 65, 68
SPECT (single photon emission computed tomography) 116, 124
SSP療法 15
SSRI 65, 68, 71
TCA 65, 71
Th 110
US (unconditioned stimulus) 123
VAS (visual analog scale) 35
WDRニューロン 27

編者略歴

名越泰秀　京都第一赤十字病院 精神科（心療内科）部長
1991年 京都府立医科大学 医学部 卒業，1997年より 京都府立医科大学 精神神経科 助手，2007年より現職．京都府立医科大学大学院医学研究科 精神機能病態学 臨床教授・客員講師を兼務．医学博士，精神保健指定医，日本精神神経学会 認定専門医・指導医，日本総合病院精神医学会 一般病院連携精神医学専門医（精神科リエゾン専門医）・指導医．

西原真理　愛知医科大学医学部 学際的痛みセンター 教授（特任）
2000年 高知医科大学大学院医学研究科 卒業，2004年高知大学医学部附属病院神経科精神科 助手，2009年 愛知医科大学医学部学際的痛みセンター 講師，2010年同准教授を経て2015年より現職．2018年より愛知医科大学病院緩和ケアセンター 副部長を兼任．精神保健指定医，日本精神神経学会 認定専門医・指導医．

精神科医が慢性疼痛を診ると
その痛みの謎と治療法に迫る

2019年7月1日　1版1刷　　　　　　　　　　Ⓒ2019

編　者
　　名越泰秀　西原真理
　　なごしやすひで　にしはらまこと

発行者
　　株式会社 南山堂　代表者 鈴木幹太
　　〒113-0034　東京都文京区湯島4-1-11
　　TEL 代表 03-5689-7850　www.nanzando.com

ISBN 978-4-525-38171-4　　定価（本体2,500円＋税）

JCOPY〈出版者著作権管理機構 委託出版物〉
複製を行う場合はそのつど事前に（一社）出版者著作権管理機構（電話03-5244-5088，FAX 03-5244-5089, e-mail: info@jcopy.or.jp）の許諾を得るようお願いいたします．

本書の内容を無断で複製することは，著作権法上での例外を除き禁じられています．また，代行業者等の第三者に依頼してスキャニング，デジタルデータ化を行うことは認められておりません．